Hildegard Frey-Walther

Mit Herz und Humor

Hildegard Frey-Walther

Mit Herz und Humor

»Wie der Frosch auf der Butter«

Ratschläge für alle, die jung bleiben wollen

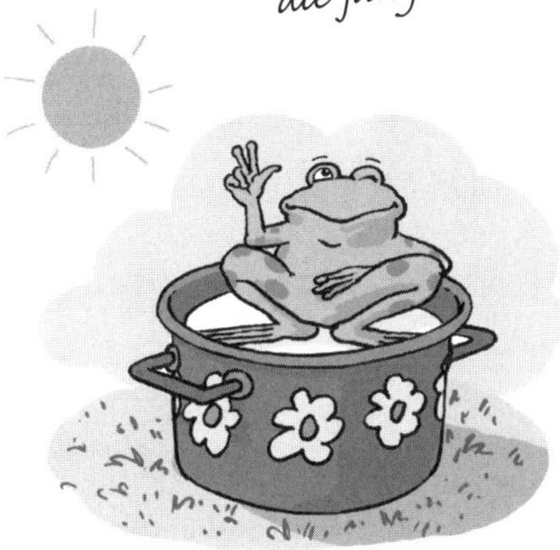

Langen Müller

Gedruckt auf chlorfrei gebleichtem Papier

Umschlagentwurf: Wolfgang Heinzel
Umschlagbild: Felix Weinold, Schwabmünchen
Satz: Schaber Satz- und Datentechnik, Wels
Gesetzt aus 12/15,4 Punkt Optima auf Macintosh in QuarkXPress
Druck: Jos. C. Huber KG, Dießen
Binden: R. Oldenbourg, Kirchheim
Printed in Germany
ISBN 3-7844-2751-0

Inhalt

Vorwort

Mein Mann hat so herzhaft gelacht, als ich ihm diesen Buchtitel vorlas, daß ich sofort wußte, das ist der richtige Titel!
Sie erinnern sich: Zwei Frösche fallen in einen Topf mit Sahne. Der eine gibt auf, ertrinkt, es ist ja doch nichts zu machen; der andere strampelt und strampelt, bis er die Sahne zu Butter geschlagen hat und sich so befreien und retten kann.
Eine Kindergeschichte - aber für das ganze Leben gültig.
Vielen ist diese Aktivität, dieser Lebenswille, diese Fröhlichkeit, dieser Optimismus angeboren, andere möchten und wollen das lernen, bemühen sich, erziehen sich selbst und schaffen es oft auch.
Die Erstgenannten haben es leichter, sie sind eben so, auch eine Wohltat für ihre Mitmenschen; für die anderen schreibe ich dieses Buch.
Ich möchte Ihnen helfen, manches leichter zu nehmen, den Selbsterhaltungstrieb zu stärken, Schwierigkeiten besser zu überwinden und dem Lebensabend mit etwas mehr Gelassenheit entgegenzusehen. Es ist doch tröstlich zu wissen, daß noch kei-

ner übriggeblieben ist, egal, wie reich er war und welche exzellenten Beziehungen er hatte. Bei allen ist mal Schluß.
1952, da war ich 30 Jahre alt, starb in Argentinien Evita Perón. Der Engel der Armen, der Hemdlosen. Jung, reich, schön, mächtig, vom Volke heiß geliebt. Sie mußte mit 33 Jahren sterben, keiner konnte ihr helfen.
Da begriff ich zum ersten Male das Schicksal, das uns vielleicht vorbestimmt ist.
Dieses Los der Evita Perón habe ich beim Älterwerden immer vor Augen.
Also – immer strampeln, strampeln, auch Sie werden dann, irgendwann einmal, auf einem Stück Butter sitzen.
Der Bogen meiner 24 Kapitel spannt sich von diesen ganz alltäglichen Themen wie Mode, Fernsehen, Reisen über Schmerzen, Krankheiten, Altersheim bis zum Alleinsein.
Sie merken, der Bogen steigt zunächst an, fällt zum Schluß ab, denn ein Ende ist uns allen bestimmt.
Um aber diese letzten Jahre noch sinnvoll, ausgeglichen und sogar heiter verleben zu können, dazu gehört Mut und Wille.
»Ja, ich will«, hört man immer wieder. Die heutige Zeit ist so mit Geräuschen angefüllt, mit solch einer Hektik, daß wir uns fragen: Möchten wir noch mal jung sein? Alle, ausnahmslos, mit denen ich darüber

sprach, lehnten das ab; doch alle bemühen sich, diese letzte Zeit zu genießen.
Arbeiten? Natürlich, hörte ich, aber mit Maßen. Auf den eigenen Körper achten, nicht dagegen angehen.
Es wird viel gelesen, so weit es die Augen zulassen. Dann steht das Telefonieren ganz vorne, das zum Glück viel preiswerter geworden ist. – Und Humor ist gefragt!
Ich habe zwei Freundinnen, die sind darin große Klasse. Sollte ich mal einen depressiven Anflug bekommen, was zum Glück fast nie vorkommt, dann brauchte ich nur eine von den beiden anzurufen; dabei haben sie selbst auch ihre Probleme mit der Gesundheit und der Familie.
Die Angst vor dem Altwerden scheint überall doch ziemlich groß zu sein. Letztens konnte ich jemand ganz glücklich machen, als ich sagte: »Man verändert sich kaum – bleibt eigentlich der, der man immer war.«
Ein paar Falten tun nicht weh, und daß für die Medien die 50jährigen schon alt sind, wird sich in Kürze ändern, wie es in den USA schon lange der Fall ist.
Nur »tm 3«, der Sender für Frauenthemen, bringt öfters Porträts von erfolgreichen älteren Frauen. Und nur derjenige, der selbst alt ist, kann glaubwürdig über das Altwerden – und dazu aus eigener Erfahrung – schreiben.

Heute bin ich über 70 und froh, es besser zu haben, deshalb heißt mein erstes Kapitel...? Na, Sie werden es auf der nächsten Seite gleich lesen.
Begleiten Sie mich durch meine vielen Themen – und am Schluß werde ich mich noch einmal zusammenfassend mit Ihnen unterhalten.

Hildegard Frey-Walther

1 Nur wer 70 ist, kann über 70jährige schreiben

»70jährige sind Gruftis«, sagte unser Freund, ein Arzt aus München. Wir lachten uns kaputt, denn er war, wie wir, auch Anfang 70. Er konnte von den Gruftis gar nicht genug bekommen; es war damals gerade ein neues Schlagwort.

Als Sophia Loren 50 wurde, ging ein Erstaunen durch den Blätterwald: Wie sieht sie gut aus, und was macht sie noch alles! Ähnlich war es bei ihrem 60sten Geburtstag. Aber 70? Da hat man als Jüngerer keine Vorstellung mehr.

In unserer größten Tageszeitung gab es eine Serie: die 40-, 50- und 60jährigen. Dann Schluß – als ob alles darüber schon tot wäre. Ältere Leser protestierten – da gab es einen Brief von einer 70jährigen Journalistin, voll von Klagen, Wehmut, Pessimismus, und das, obwohl sie nicht krank war, gut situiert und verheiratet – worauf sofort wieder die Leser reagierten und mit Recht fragten: »Warum klagt gerade diese Frau?«

Natürlich ist nicht jeder mit 70 immer putzmunter, frisch wie eine Blume und arbeitsam wie eine

Ameise. Mal zwickt eben das Knie, mal die Hüfte, mal die Schulter; doch oft hilft sich dieses Wunderwerk von unserem Körper auch selbst. Sieben Monate lang tat mein rechtes Knie weh - dann wurde es besser. Man muß das akzeptieren und durchstehen.
Meine 86jährige Tante in Berlin kauft für ihre 70jährige Nachbarin mit ein und sagt: »Die alte Dame kann das nicht mehr!«
Eine 85jährige Bekannte, im Rupertihof in Rottach-Egern, hat im Frühjahr eine Hüftoperation überstanden. »Ziemlich schlimm«, sagte sie - aber sie ist froh, daß sie die Operation gewagt hat. Heute hat sie in diesem Bein keine Schmerzen mehr.
Ein Nachbar von uns, gute 86 Jahre alt, geht täglich in die Stadt und zurück, so eine Stunde Weg. Er ist jetzt alleine, vermißt seine Frau, die jünger war als er, unendlich...
Wie stellt man sich auf das Alter ein? Eine kleine, praktische Wohnung, wenn man alles selbst machen muß. Lift im Haus - oder unten wohnen. Stadtnah, falls es keine guten Fahrverbindungen gibt. Nette Nachbarn - mal für einen Plausch, zum Blumengießen oder Schlüsselaufbewahren, wenn man verreisen will. Ja, das Reisen!
Solange es geht, sollte man das ausnutzen, denn, bei allem Optimismus, die Kräfte lassen eben nach. Da ist es besser, mal nur eine Woche nach Mallorca, Djerba, Tunesien oder den Kanarischen Inseln

im Winter zu fliegen, wenn zwei Wochen zu teuer sind. Die Hauptsache ist, man kommt mal raus. Das Planen der Reise, die Vorbereitungen sind die gleichen, als wenn man länger fortfährt. Also: Besser kurz als gar nicht!
Eine Schulfreundin, seit sechs Monaten Witwe und 75 Jahre alt, war gerade bei ihrem Bruder, der krebskrank ist, in Kanada, fliegt jetzt nach Fuerteventura in die Sonne. Alles alleine. Finde ich toll und nachahmenswert!
In der Gerontologie gibt es heute so viele Möglichkeiten, Kräfte zu sammeln. Sei es Ginseng, Aslan, diese Mischung aus den sieben Präparaten Gelee Royal, Vitaminen, Spurenelementen usw. Das ist ein interessantes Thema, mit dem ich mich noch beschäftigen werde.
In New York wird gerade weißes Haar kreiert. Sicher sehen viele Frauen damit sehr gut aus - aber ich bin fürs Färben. Und nicht zu dunkel. Es gibt so vielerlei Blond: hellblond, dunkelblond, etwas rötlich, ein leichter Stich ins Graue. Sehr natürlich sieht das Haar aus, wenn es etwas changiert und auch mal ein paar graue Haare zu sehen sind. An den Schläfen und am Scheitel sieht man zuerst den Nachwuchs; deshalb alle drei Wochen nur diese Partien nachfärben lassen, was nicht teuer ist, und alle sechs Wochen ganz färben, die Haarspitzen nur ein paar Minuten durchziehen lassen. So alle vier Monate Dauerwelle verträgt sich meistens mit dem Färben.

Auch müssen nicht alle älteren Frauen diesen Einheitskurzhaarschnitt haben. Wenn hier vormittags Busse ankommen und so 30 bis 40 Frauen aussteigen, die meisten mit kurzen, weißen Haaren, mit Hose und Parka, dann denkt man an ein Mädchenpensionat. Alle in Schuluniform - nur 60 Jahre zu alt.
Zum Thema Friseur gilt noch immer die alte Regel: Besser eine gute Frisur und ein altes Kleid als umgekehrt.
Die Vorzeigepatientin meines Arztes ist eine zierliche 92jährige Dame, die noch ihren Haushalt alleine versorgen kann, was sicher nicht die Regel ist. Ich lernte sie letztens kennen. Im kamelhaarfarbenen Rock mit weißer Bluse, natürlich etwas wackelig auf den Beinen, machte sie einen zufriedenen Eindruck. Und als Pendant dazu könnte meine Nachbarin zur Linken gelten, die noch älter ist. Ihr hat dieser extrem heiße Sommer so zugesetzt, daß sie seit Monaten zwischen ihrer Wohnung, dem Krankenhaus und Aufenthalt bei ihren Verwandten hin und her pendelt. Die letzte Konsequenz ist: Eine Frau, die täglich über Mittag ein paar Stunden kommt, saubermacht, kocht, einkauft. Und vor allem: Intervalltraining für sie selbst.
Also: Nicht alles bringen lassen, es selbst holen, kleinere Dinge allein machen, wie Frühstück und Abendessen, und jeden Tag mit dieser Hilfe an die Luft! Mit ihrer Energie wird sie es schaffen.

Wie heißt eigentlich mein Thema? Wer über 70 ist? Zu den 80- bis 90jährigen sind das ja fast noch Teenager. Und wenn man daran denkt, daß unser Thomas Gottschalk auch schon auf dem Weg zu den »50« ist, dann sieht man, daß die 70jährigen gerade das richtige Alter haben.
Ganz bewußt habe ich etwas über mein Alter an den Anfang gestellt. Die meisten Jüngeren sind geschockt: 70jährige (!!!) - diese drei Ausrufungszeichen hörte ich förmlich. Doch langsam merkt man auch bei uns, daß die 70jährigen nicht so vertrottelt sind, wie man bisher meinte; aber alle, die so wenig Verständnis dafür haben, wollen natürlich auch 70 werden.
Auf einer langen Liste habe ich mal Namen von bekannten älteren Menschen gesammelt. Hier eine kleine Auswahl: Horst Tappert (75), der so große Erfolge als Kommissar hatte. Dr. Alfred Biolek (64), der »Bio«, bei dem wir uns fragen: Was ist besser, das Kochen oder sein Gefühl für Menschen, bei diesen so einfühlsamen Fragen? Karl Lagerfeld, wie alt (60 oder 65), das weiß nur er selbst, überrascht mit seiner ungeheuren Kreativität. René Kollo (61), Udo Jürgens (64), kaum zu glauben. Gerd Ruge (70), was nimmt er noch an Strapazen für seine Fernsehfilme auf sich. Und sogar Christiane Hörbiger ist schon 60 Jahr alt. Dabei hoffen alle ganz bestimmt, noch wesentlich älter zu werden.
Also - im zweiten Kapitel geht es dann richtig mit der Pensionierung los.

2 Der Übergang vom Arbeitsleben ins Pensionsalter

Wenn dann so ein armes Hascherl von Mann, der gerade weiß, daß die Eier vom langen Kochen hart und nicht weich werden, seine Arbeit los ist, sich bei seiner perfekten Hausfrau betätigen soll, dann ist der schon arm dran.
Sollte das arme Hascherl nicht bereits Jahre vorher ein bißchen angelernt werden?
Man könnte auch die Frage stellen: Wer fürchtet sich mehr vor der Pensionierung – sie oder er? Ja, diese goldene Freiheit, die manche Frauen ausgiebig genießen, die ist erst mal vorbei. Trotz allem Fleiß, aller Energie und Perfektion, die eine Frau in einen Zwei-Personen-Haushalt steckt, bleibt doch eine Menge Zeit, seinen Neigungen nachzugehen.
Unsere Bekannten aus Österreich waren ein Beispiel dafür, wie kompliziert eine Pensionierung auch sein kann. Er hatte, außer dem Garten, wohl wenig Ahnung vom Haushalt, außer Kaffeekochen, was er gerne tat, und auch nicht viel Lust, den ganzen Tag zu Hause zu sein. Zunächst suchten beide ein Domizil in Deutschland, was nicht klappte. Ein kleines

Büro wurde in Graz gemietet. Er wollte wieder als selbständiger Rechtsanwalt arbeiten, was auch keinen Erfolg brachte. Dann fand er eine Anwaltssozietät, wo er, mit seinem Fachgebiet Ostdeutschland, gute Möglichkeiten hatte. Aber – immer wieder nach Wien, mit dem Flugzeug teuer, mit dem Zug anstrengend.

Nach zwei Jahren war ihm das Reisen doch lästig. Für seine Frau lief fast alles wie zuvor. Eigene Zeiteinteilung, Tennis, ein großer Bekanntenkreis, Töpfern und kleine Reisen. – Bei einem Telefongespräch mit ihm war ich über seine scharfen Worte, er tue noch etwas für seine geistige Betriebsamkeit, sehr erschrocken. Es war nicht seine Art, mit mir so umzugehen. Und er wußte auch, daß ich noch journalistisch tätig war, wußte nicht, daß mein Mann malte und eine Lebensgeschichte über Maler anlegte. Seine Unzufriedenheit war: Ohne Arbeit war es ihm zu langweilig, mit Arbeit war es ihm zuviel. Leider wurde er bald sehr krank, so daß sich sein Problem anders löste.

Zurück zu einem Normalfall. Erst mal sollte jeder überlegen, ob es die richtige Wohnung zum Altwerden ist und so zehn Jahre im voraus denken. Wenig Treppen, gute Stadtverbindung, und vor allem ein Zimmer für ihn! Da darf er alles liegenlassen, fernsehen von morgens bis abends, seinen Hobbys nachgehen – und dieses Gefühl der Selbständigkeit läßt seine Brust schwellen.

Nach einiger Zeit merkt er sowieso, daß immer fernsehen auch nicht das Wahre ist; es ist, wie jeden Tag Gänsebraten essen.
Sport wird natürlich gesehen. Wir sehen manchmal nachmittags Tennis bei meinem Mann im Zimmer. Da bin ich zu Besuch bei ihm, sitze in einem kleinen Sessel, und wir trinken unser Wasser oder unseren Fruchttee, so drei bis vier Gläser zusätzlich. Der große Fernsehapparat im Wohnzimmer bleibt bis zu den Hauptnachrichten kalt.
Nochmals zu dem armen Hascherl. Also – die Wohnung ist zum Älterwerden in Ordnung, und er hat sein Zimmer. Inzwischen ist er ein bißchen angelernt worden und übernimmt ein paar Tätigkeiten im Haushalt. Als Frau bekommt man einen neuen Mann – und umgekehrt, stellt man fest; aber den Ton im Haus, den gibt die Frau an. Diplomatisch vorgehen ist die Devise, so wie es meine Mutter beim Essen sagte: »Der eine teilt, der andere sucht aus.« Da herrscht Demokratie. Ihn mit einer Arbeit nicht so überfallen, sie vorher ankündigen und es möglichst so darstellen, daß er glaubt, er hatte die Idee, daß diese Arbeit gemacht wird. Nicht aufrechnen, was der eine, der andere getan hat – man ist ein Team!
Wenn im Fußball das Endergebnis 2:0 ist, dann waren es alle und nicht nur diejenigen, die die Tore schossen.
Und – Geduld, Geduld, Geduld. Und loben, wann immer es angebracht ist.

Viele praktisch veranlagten Männer werden über meine Worte schmunzeln, sie helfen im Haushalt perfekt.

Morgens wird ein Schlachtplan entworfen, er darf aussuchen, was er übernimmt - aber der Hauptteil der Arbeit wird immer bei der Frau liegen, die das Organisieren ihres Haushaltes sowieso im Kopf hat. - Klar ist, daß genügend Freizeit übrigbleibt für Ausflüge und Besuche.

Nun zum Thema Essen. War vielleicht bisher die Hauptmahlzeit abends, werden viele gerne auf mittags umstellen. Ich habe aber gemerkt, daß diejenigen, die morgens länger schlafen, das nicht schaffen, denn dann ist das Frühstück zu spät.

Es gibt heute so viele Möglichkeiten, sich gut und gesund zu versorgen, daß niemand täglich ausgiebig kochen muß.

Bei Hollandurlauben lernten wir den Lunch kennen, diese kleinen Mittagsmahlzeiten. Das habe ich heute vielseitig ausgebaut. »Richtig« koche ich zum Wochenende, meistens für zwei Tage, etwas mit Soße, was ja alle Männer lieben. Und Köche lieben Eintopf, fällt mir ein. Albert Kellner, Chefkoch in »Brenners Parkhotel« in Baden-Baden, liebt Linsensuppe. Er gab mir das Rezept, das so deftig ist, daß es für einen Wintertag mit 20 Grad Kälte gedacht sein könnte.

Zu einer guten Soße gehören Salzkartoffeln; denn Pellkartoffeln sind ein Scheidungsgrund, das erfuhr

ich schon gleich nach der Hochzeit. Wir waren wieder mal auf einer Linie, denn ich mag auch keine Pellkartoffeln zu Gulasch und Rouladen.
Unsere Münchener Bekannten lernten ihren Jugoslawen, zu dem sie oft abends essen gingen, mit mehr oder weniger Erfolg beim Salzkartoffelkochen an. – Bei Gulasch fällt mir mein Schnellkochtopf ein, zu dem mir mal eine junge Frau sagte: »Ohne Schnellkochtopf könnte ich nicht studieren.« – Seit langer Zeit haben wir die fettarme Wurst entdeckt, die so gut schmeckt, daß die Einkäufer von Wurstabteilungen in Kaufhäusern erstaunt sind, wieviel davon gekauft wird.
Von der Linsensuppe zu Gemüse und Obst, das wir heute das ganze Jahr über in vielfältigster Auswahl bekommen. Und viel Vitamin C, das auch gegen Erkältungen schützt.
Als wir mal im Winter eine Woche in Agadir/Marokko waren, standen auf dem Frühstücksbuffet große Schüsseln mit Apfelsinenscheiben. Wunderbar zurecht gemacht, saftig, süß, ohne Kerne; jeder aß Unmengen davon. Wir natürlich auch. Nach drei Tagen bekam ich Magenbeschwerden und hatte mir den Magen so übersäuert, daß ich noch wochenlang zu Hause damit zu tun hatte. Ich bleibe bei meiner Vitamin-C-Brausetablette, die ein Gramm Ascorbinsäure enthält, soviel wie ein halber Apfelsinenbaum, was mir ausgezeichnet bekommt.
Das Älterwerden kann sehr schön sein. Wir machen

fast alles gemeinsam. Einkaufen, zum Arzt gehen usw., das erinnert mich an das Buch »Intime Memoiren« von Georges Simenon, der es mit seiner letzten Frau Teresa auch so machte, nachdem er vorher ganze Dramen in seinen Ehen erlebt hat. Er ist übrigens der Erfinder des Kommissars Maigret.
Ich sage immer, wo der eine ist, da ist der andere nicht weit; der Übergang ins Pensionsalter kann ganz sanft stattfinden.
Ganz sanft gleitet auch Leopold Prinz von Bayern, der besser als »Prinz Poldi« bekannt ist, ins Pensionsalter hinein. Direkt pensioniert ist er nicht, doch er hat nach 35 Jahren den Rennsport an den Nagel gehängt, mit 55 Jahren.
Sehr zur Freude seiner Frau, Prinzessin Ursula. Bei meinem Interview mit ihm, in seinem Haus am Starnberger See, zeigte sie mir seine Pokale in der Bibliothek, die sie diskret hinter der Tür placiert hatte.
Wenn man die richtige Telefonnummer wählt, kann es sein, daß der Prinz gleich am Apparat ist. So unkompliziert geht es bei den von Bayerns zu. Nach zwei Minuten sprachen wir, als ob wir uns lange kannten. Mit halb Europa ist er verwandt, um mehrere Ecken auch mit der Königin von England.
Seinen vier Kindern möchte er das geben, was er an Familiensinn in seiner Jugend vermißt hat und was seine Frau jetzt allen gibt.
Er sagte: »Meine Frau ist eine Frau, die mich immer

fasziniert.« – Bis auf eine Apanage muß er das Geld für seine große Familie selbst verdienen. Sehr offen erzählte er: »Manchmal sitze ich nachts im Bett senkrecht, wenn ich an alles denke!«
Wie sympathisch: Ein Prinz, auch fast im Pensionsalter, der wegen Sorgen nachts nicht schlafen kann, doch bei seiner Betriebsamkeit fällt ihm bestimmt noch etwas Neues ein.

3 Immer gut informiert sein

Vor einiger Zeit fragte mich eine Bekannte: »Verschreibt Ihnen Ihr Arzt auch ein Ginkgo-Präparat?« Diese goldenen Zeiten sind leider vorbei: Selber zahlen heißt die Devise.
Es zeigt aber, daß sich fast alle Ärzte der Homöopathie und Naturheilkunde nicht mehr verschließen; »homöo« kommt aus dem Griechischen und heißt »ähnlich«, so daß wir uns bei unseren Ärzten auch über diese Heilmittel beraten lassen können.
Im Beipackzettel las ich zu Ginkgo: Verbessert die Fließeigenschaften des Blutes, besonders im Bereich kleiner und kleinster Blutgefäße, fördert die geistige Regsamkeit, wirkt gegen depressive Verstimmungen. Das sind alles Dinge, mit denen die meisten älteren Menschen zu tun haben, wie Ohrgeräusche, arterielle Verschlußkrankheiten, Depressionen usw. Aber die Frage taucht auch auf: Kann man mit einem Arzt, der zusätzlich Aufbauendes verschreibt, auch wenn man es selbst bezahlen muß, älter werden?
Ich bin davon überzeugt, denn gerade weil wir uns alle gut informieren, uns auch danach richten, wer-

den die Lebenserwartungsjahre höher, man fühlt sich einfach besser.
Dazu kommt der psychologische Effekt. Schon der Gedanke daran, daß man zusätzlich etwas für seine Gesundheit tut, baut auf. Unser Arzt, so Mitte 40 und mit den neuesten Erkenntnissen vertraut, ist derselben Meinung; nur bei Thymuspräparaten, einer Enzymkur und Aslanspritzen – das entscheidet nur der Arzt.
Meine Freundin in Luxemburg, auch immer gut informiert, was das Wohlbefinden anbelangt, hat mir mal das Buch eines belgischen Arztes empfohlen, eines Gerontologen, das es heute leider nicht mehr gibt. Mit Tabellen vieler Vitamin- und Mineralstoffquellen und mit gesundem Menschenverstand geschrieben! So sagt er: »Mehr Bewegung, bitte!« Und: »Das Alter muß von Jugend an vorbereitet werden.«
Das Essen der armen Portugiesen möchte ich Ihnen nicht vorenthalten: Eine Dose Ölsardinen, ganze Sardinen, nicht Filets, und möglichst in Olivenöl eingelegt, eine Tomate und eine Zwiebel. Das sollte man ein- bis zweimal wöchentlich verzehren, es ist besonders gut als Antifaltendiät.
Öfters Fisch essen, das macht heute wohl jeder, und möglichst Seefisch, wegen Jod.
»Zwei Drittel aller Bestellungen sind Fischgerichte«, erzählte mir der Restaurantchef im Hotel »Bayerischer Hof« in Lindau am Bodensee.

Im Buch des Gerontologen liegt bei mir ein Zettel bei »basenüberschüssig« (entsäuernd), da schaue ich hin und wieder mal rein. Sie wissen, die Apfelsinen in Marokko! Dazu gehören: Kartoffeln, Milch, erstaunlicherweise Buttermilch, Obst, Wurzel- und Blattgemüse, Spinat, Datteln, Rosinen, rote Bete und Ananas. Natürlich gehört mein geliebter Kuchen, der ja aus Weißmehl ist, dann Zucker, Süßigkeiten, Fisch und Fleisch auf die andere, die säureüberschüssige Seite. Da muß ich ein bißchen aufpassen. Neutral sind: Vollkornbrot, Quark, Eier, Nüsse, Butter, Käse und Honig, das tröstet mich dann wieder.

Von Ballaststoffen hat jeder gehört, und von der Ananas als Enzymspender ebenfalls. Uschi Glas ist wohl die prominenteste Ananasverzehrerin.

Wenn ich mit meinen Schulfreundinnen telefoniere, merke ich, daß sich alle mit den Neuerungen in der Gerontologie beschäftigen. Wir machen uns gegenseitig auf Ausprobiertes aufmerksam, geben negative Erfahrungen weiter und versuchen so, auf dem laufenden zu bleiben.

»Aspirin 100« nehmen viele zur Blutverdünnung – aber nur mit Zustimmung des Arztes. Jetzt gibt es »Aspirin protect«, das magenfreundliche Aspirin, mit derselben Wirkung.

Wie weit sind die ganz verschiedenen Bereiche des Lebens überhaupt daran interessiert, daß ältere Menschen noch älter werden? – Beim Arzt ist das

klar, er lebt von seinen Patienten. In der Wirtschaft ist es ebenso klar, die Älteren werden ein immer größerer Wirtschaftsfaktor. In den USA ist der »silver-market« eine Goldgrube, der Markt eben für Silberhaarige. In Europa tut man sich da ein bißchen schwer. Die Krankenkassen bekommen graue Haare und erhöhen die Beiträge. In der Familie kann es so und so sein. Wer auf das Ableben seiner Erbtante wartet, ist nicht gerade daran interessiert, daß sie 100 Jahre alt wird.
Letztens las ich: »Zuviel Hautpflege schadet nur.« Eine gute Bekannte erzählte mir öfters voller Stolz, daß sie sich täglich in der Badewanne gründlich abschrubbt. Sie war sowieso viel zu dünn, vielleicht auch psychisch etwas angeschlagen, so daß ihr Körper manchmal Mühe hatte, alle Funktionen voll zu erfüllen. Mein gesunder Menschenverstand sagte mir, und ich sagte es ihr weiter, daß sie mit ihrem Körper - und hier mit ihrer Haut - nicht so derb umgehen sollte. Auch wenn sie sich gleich eincremt, regeneriert der Hautsäuremantel nicht so schnell.
Das liegt gut zehn Jahre zurück. Jetzt wurde das Thema in der Presse wieder aufgegriffen, was mich sehr interessierte. Jeder sollte immer in sich hineinhorchen, vorsichtig mit sich umgehen, sich sehr mögen und mit sich selbst in Harmonie leben. Nie dagegen angehen, das heißt, nicht gerade die Fenster putzen, wenn man sich schlecht fühlt. Dann tut

unser Körper freundlich seine Pflicht, wir loben ihn ein wenig, wenn wieder alles klappt.
Wenn ich mich mal schlecht fühle, so zwei- bis dreimal im Jahr, helfen mir seit Jahren am besten diese kleinen Fläschchen aus der Apotheke mit den sieben guten Dingen, jeden Morgen eins, die es für zwei Wochen gibt oder für einen Monat. Es muß wohl die Zusammensetzung von Gelee Royal, Hagebutten, Weizenkeimen usw. sein, die diese hervorragende Wirkung hat. Übrigens sollen unsere Fußballer diese Fläschchen auch nehmen. Wenn man nach den ersten Tagen nur jeden zweiten Tag eins nimmt, klappt das auch.
Vom Arzt zur Apothekerin. Wir haben gerade einen Aktenhefter mit guten Ratschlägen leergemacht, die schon in die Jahre gekommen waren. Zufällig erzählte uns nämlich unsere Apothekerin, als wir sie nach einer Broschüre fragten, daß sie uns zum nächsten Tag etwas ausdrucken wird. Sie erklärte uns das so: Es geht über einen Computer und eine Diskette, mit dem sie die passenden Informationen eingibt, ausdruckt - und siehe da, wir hatten ein paar Seiten mit exzellenter Auskunft. Es ist ihr persönlicher Kundenservice, den noch wenige Apotheken haben, für uns kostenlos; aber aus den Apothekenzeitungen wird man auch gut informiert.
Toll eigentlich, wie die Entwicklung fortschreitet und was sich alles seit der Zeit meiner Großmutter geändert hat. Sie wohnte bei uns, bis sie 1929 starb, da

war ich sieben Jahre alt. »Gerstenkaffee ist gesünder als Bohnenkaffee«, sagte sie, da war sie damals ganz modern. Den röstete sie alle paar Wochen ganz früh auf dem Kohleherd selbst. Wenn wir morgens runterkamen, war die Küche voll von beißendem Qualm, und an den scharfen Geruch kann ich mich heute noch erinnern. Vielleicht ist meine Großmutter wegen ihres gesunden Gerstenkaffees 74 Jahre alt geworden, damals ein beträchtliches Alter.
Heute bin ich so alt – und sehe schon ein bißchen anders aus. Ich wundere mich, daß mein Vater das geduldet hat, vielleicht, weil es seine Schwiegermutter war, denn es dauerte noch Tage, bis sich dieser fürchterliche Geruch ganz verzogen hatte.
Wie ich so schlank bleibe, werde ich oft gefragt. Erst mal ist es eine Veranlagung, mein Vater war schlank, dann sage ich: »Ich esse immerzu!« Das stimmt, denn bei sieben bis acht kleinen Mahlzeiten, mittags und abends Kinderportionen, habe ich selten Hunger. Das mache ich seit Jahrzehnten, habe mich wohl daran gewöhnt; denn viel zu essen ist genauso eine Angewohnheit wie wenig zu essen.
Als Zwischenmahlzeit ein paar Datteln, eine kleine Banane, etwas Müsli, Reis mit Apfelmus, etwas Joghurt. Nachmittags einen Apfel, eine Apfelsine, nach dem Abendbrot ein Stückchen Schokolade – oder auch zwei – und eine andere kleine Nascherei. Und – nie etwas kalt aus dem Kühlschrank essen, warten, bis die Lebensmittel die Zimmertemperatur

angenommen haben. Bei Kühlschrank fällt mir ein, als wir mal zum Kaffee bei Eduard Rhein, alias Hans-Ulrich Horster, in seiner Wohnung in Cannes, La Croisette, waren, daß er uns seinen Kühlschrank zeigte, in den er im Butterfach einen Thermostat eingebaut hatte, weil ihn die zu harte Butter ärgerte. Eduard Rhein, Jahrgang 1900, auch Gründer der »Hörzu«, konnten wir bei einer Beschädigung seines Autos durch Fahrerflucht helfen, weil wir im Parterre des Hauses eine Ferienwohnung gemietet hatten und die Autonummer des Flüchtigen notieren konnten.

Also – etwas Kaltes zu essen vermeide ich, esse aber gerne im Sommer ein Eis – ein bißchen vorsichtig.

Mein Mann amüsiert sich täglich über mein Glas warmen Eistee, diesen Pulvertee. Das ist mir angenehmer zu trinken als kalten Eistee.

Unsere Freunde wundern sich schon lange nicht mehr, daß wir abends zu den Broten Milch trinken. Fitmilch, mit eineinhalb Prozent Fett, versteht sich. Immer im Mikrowellenherd warm gemacht und mit etwas Kakao geschmacklich aufgebessert. Und das seit 50 Jahren! Es ist kein Zwang, kein Muß, das schmeckt uns einfach beiden.

Dann jeden Tag auf die Waage, das macht auch Frau Professor Noelle-Neumann in Allensbach so, von der ich noch berichten werde.

Zum gut Informiertsein gehört auch die Klimaanlage.

In neuen Autos ist sie fast selbstverständlich geworden, und nach zwei heißen Sommern wird mancher an eine zusätzliche Kühlung der Wohnung denken. In Firmen mit Großraumbüros ist sie eingebaut, leider nicht in Krankenhäusern, besonders im Süden. Mein Vetter, der Laborarzt ist im Krankenhaus in Torremolinos, Costa del Sol, stöhnt jeden Sommer entsetzlich über seinen heißen Arbeitsplatz.

»Ich bin in diesem Sommer bald draufgegangen«, sagte mir meine 92jährige Tante aus Rostock. So ähnlich hörte ich es von einer anderen, noch älteren Dame.

Klimaanlagen können Leben retten. Diesen Artikel vom 28. Juli 1996, in der »Welt am Sonntag«, habe ich mir aufgehoben. An den Folgen der Hitze starben 1995 in Chicago 339 Menschen. Jeder zweite dieser Todesfälle ist darauf zurückzuführen, daß es keine Klimaanlage in der Wohnung gab. Es wird älteren Menschen geraten, täglich wenigstens einige Stunden in Kaufhäusern oder Supermärkten zu verbringen, die gekühlt sind. Wer dann noch im zu warmen Schlafzimmer ein paar Wochen schlecht schläft, der ist am Ende seiner Kräfte. Was ist zu tun?

Kurz entschlossen ein paar Wochen an die See oder in die Berge zu fahren wäre eine Möglichkeit – aber auch nicht billig. Einmal auf den Urlaub verzichten und sich eine Klimaanlage anzuschaffen, das hörte ich von einer Familie.

Sicher eine gute Lösung für Jahre.
»Das zieht«, sagen alle, die keine haben. Natürlich zieht es, auch im Auto, man muß sich damit arrangieren. Die Lamellen für die Windrichtung lassen sich drehen, der Luftstrom läßt sich stärker oder schwächer einstellen. Sich nicht direkt davorsetzen oder ein Tuch umlegen.
Nachts ist es angenehmer, wenn man bei 23 Grad schläft, statt bei 26 Grad oder mehr. In Dachwohnungen nach Südwesten gibt es spielend 30 Grad. Lassen Sie sich beraten, wie groß die Anlage sein sollte. Es geht nach Kubikmetern Luft, die gekühlt werden sollen. Wohnzimmer und Schlafzimmer zusammen berechnen lassen. Nachts alle Türen von Küche, Bad und Fluren schließen, wie es eben die Wohnung zuläßt. Aber daran denken, daß eine Klimaanlage keine Frischluft bringt. Es wird gekühlt, mit Staubfilter gefiltert, entfeuchtet, nachts im Sommer sind es so drei Liter pro Nacht, und das ganze Jahr über kann man nur auf Filtern schalten und hat so eine staubfreiere Wohnung.
Ein Ventilator ist kein Ersatz, weil er nur die warme Luft quirlt.
In vielen Ländern ist eine Klimaanlage selbstverständlich. Mein Gesprächspartner, der Direktor eines großen Hotels in Hongkong, sagte mir: »Das Problem bei uns ist nicht die Hitze im Sommer, da alles klimatisiert ist, sondern die Kälte im Winter. Es gibt zu wenig Heizungen.«

Also – wollen wir älter werden mit einer Klimaanlage, mit Ginkgo, Knoblauch, Ginseng, Gelee Royal, Aslan und anderen so guten Dingen?
Bloß nicht davon alles auf einmal nehmen, im Zweifelsfalle immer den Arzt fragen; denn, wenn auch keiner alt sein will, alt werden wollen wir doch alle!
Wenn Sie sich dann mit all den guten Sachen ein bißchen aufgepäppelt haben, sich wieder wohler fühlen, dann ist es nur ein kleiner Schritt zu meinem nächsten Kapitel, der Mode.

4 Die Mode – ein Thema für jung und alt

Meine angeheiratete Cousine kannte ich jahrelang nur in weißen, langärmeligen und etwas seidigen Blusen, die sie zu einem dunklen Rock trug. Durch ihren Hausbau wurde jeder Pfennig gebraucht. Sie stand sogar mal drei Wochen auf der Leiter, um ihren Bungalow erst mit einer Schutzfarbe, dann mit der weißen Außenfarbe zu streichen! Diese weißen Blusen und der schmale Rock paßten so gut zu ihrer zierlichen Figur, den etwas strengen Haaren – der Friseur fiel auch der Bauerei zum Opfer –, daß ich mich zunächst gar nicht daran gewöhnen konnte, als sie später farbige und auch mal bunte Sachen trug. Es war einfach ihr Stil.

Sie wissen auch, jeder hat seine Lieblingskleidungsstücke, und andere Sachen hängen, mit schlechtem Gewissen, im Schrank. Wenn eine Freundin mir sagte: »Alles, was du fünf Jahre nicht angehabt hast, das gib weg«, dann ist etwas Wahres dran.

Ich fuhr mal in Düsseldorf zum Kleiderkaufen in die Stadt, mit einer genauen Vorstellung, was ich kaufen wollte. Nach gut drei Stunden und zig Anproben

war ich total fertig – aber immer noch ohne Kleid, und das in der Modestadt Düsseldorf, in der ich jedes Geschäft kannte.
Ich kaufte dann doch ein Kleid, wunderbar angenehm im Material, aber wohl nicht mein Stil, denn nach mehr als fünf Jahren gab ich es fort, ohne es viel angehabt zu haben. Seitdem kaufe ich nur spontan, wenn mir etwas ausgesprochen gefällt und auch paßt.
Können Sie sich selbst beurteilen, was für ein Typ Sie sind? Manche meinen »nein«, ich glaube doch.
Wenn der große Spiegel zu Rate gezogen wird: Groß, klein, wo zu dick, wo zu dünn, was ist zu lang oder zu kurz? Das ist doch zu sehen. Sind Sie fraulich, streng, keß, sportlich, elegant, auffallend, zurückhaltend, unauffällig, bewußt jung? Kaufen Sie teuer, preiswert, nur nach der neuesten Mode oder klassisch, damit man nicht sieht, daß das Kostüm vom letzten Jahr ist?
Bei guten Proportionen und langen Beinen sollte man zufrieden sein, denn es ist wirklich kein Verdienst!
Und gerade unter den Rundlichen gibt es so liebe Menschen; die strahlen eine Gemütlichkeit und Herzlichkeit aus, daß man sie gleich umarmen könnte. Zum Glück ist mein Mann auch so ein bißchen mollert und kuschelig. Ich sage immer: »Bei den Superdünnen reißt man sich noch mal einen Splitter ein.«

In den Geschäften werden Sie so gut beraten, daß sich kleinere Probleme absolut leicht beseitigen lassen.
Ich kenne eine Frau, die hat fast ein Dutzend lange schottische Faltenröcke im Schrank, original so nach und nach in London gekauft, die auch hängen und hängen. Heute trägt diese Frau, inzwischen über 70, kurze und enge Röcke, was sie gut zehn Jahre jünger macht, da sie klein ist, unten schmal und oben etwas breiter. Es kommt hoffentlich bei jedem mal der lichte Moment, solche Fehler zu erkennen.
Ja, die weiten Röcke! Für Ältere werden wohl immer die schmalen Röcke vorteilhafter sein. Überhaupt alles nicht zu eng und nicht zu weit kaufen, eben leicht körperumspielend. Auch wer stärkere Waden hat, sollte seine Kleidung nicht zu lang tragen. Knieumspielend, das ist die natürliche Unterteilung des Beines und zum Gehen am bequemsten. Oder Sie entschließen sich zu schicken, nicht zu weiten Hosen.
Zum Gesicht immer etwas Frisches. Frau Herzog, die sich für die Stiftung der Mukoviszidosekranken stark einsetzt, und Frau Kohl, engagiert für Hirntraumaverletzte, sehen wir bei offiziellen Anlässen im dunklen Kostüm und weißer Bluse. Frau Kohl hat oft so eine besondere Kragenart bei der Bluse, die den Hals etwas verdeckt.
Stricksachen und Jerseyensembles werden besonders gerne gekauft. Sie passen sich dem Körper an.

Auch die praktischen Mischgewebe haben sich durchgesetzt. Sie sind oft leichter, knüllen weniger und sind einfach zu pflegen.
In unserer Zeit in Luxemburg habe ich mir mal neun (!) schmale und kurze Röcke gestrickt; sicher aus reinem Frust, so daß mein Mann sagte: »Ich möchte mal wissen, was da so für Gedanken hineingestrickt worden sind!« Ein paar davon habe ich noch heute; es war eine preiswerte Angelegenheit, so 20 Mark Material pro Rock, ein etwas dickerer Faden, auch eine Mischung aus Synthetik und Wolle, daher veränderten sie sich nicht beim Tragen.
Als vor ein paar Jahren die längeren Jacken zu den kurzen Röcken modern wurden, ahnte ich gleich, daß das ein Trend wird, der sich lange hält. Das ist eine Mode für jung und alt. Wunderbar, um etwas breitere Hüften zu überspielen; dazu einen schikken, leichten und hellen Schal, etwas lässig gebunden, und, voilà, so ist man auch in weiteren Jahren ganz »up to date«.
Im Fernsehen gab es gerade eine Modenschau, die auf den Bahamas gedreht wurde. So etwas Tristes! Nur blasse, weiß-dunkelblaue Sommermode, dazu etwas farblose Models, so daß die Landschaftsaufnahmen am schönsten waren. Das hat viel gekostet und wenig gebracht!
Und – immer die Augen auf haben, um mal einen besonderen Gelegenheitskauf zu tätigen, was mir

auch hin und wieder gelingt und mich schrecklich freut.
Wir schlenderten in Rottach-Egern die Seestraße entlang, kurz vor dem Hotel »Bachmair«, da sah ich, wie eine Verkäuferin ein rot-schwarz, dezent kariertes Seidenkleid mit weißem Kragen und Manschetten ins Schaufenster legte. Von 1498 auf 198 Mark herabgesetzt! Es war ein Manfred-Schneider-Modell aus Berlin, sicher zeitlos, meine Größe, es mußte nicht ein Knopf geändert werden. Wenn ich es nicht selbst bezahlt hätte, würde ich es nicht glauben. Das ziehe ich seit acht Jahren bei passenden Gelegenheiten an und fühle mich pudelwohl darin, zumal es, wegen der etwas dickeren Seide, nicht knüllt.
In diesem »Sichwohlfühlen« - Kopf hoch, Brust raus, heißt es in der Körpersprache - liegt sicher der Erfolg auch Ihres Auftrittes.
»Wie« man ein Kleid trägt, darauf kommt es an. Mit hängendem Kopf, unsicher, vielleicht drückt etwas, der Rock ist zu kurz, die Taille zu eng, werden Sie keine Eroberungen machen.
So falsch angezogen war ich mal, als ich ungefähr 16 war. In einem neuen Frühjahrskostüm - von der Hausschneiderin -, hell, leicht und schmal, ging ich mittags hocherhobenen Hauptes bei Sonnenschein in die Stadt und vergaß, daß es nach dem Kalender noch Winter war. Selten habe ich so gefroren, mich geschämt und geärgert, daß mir dieses Erlebnis nicht noch einmal passiert ist.

Im Sommer tragen wir doch alle gerne diese dezent bunten Kleider, die einfach zu Sonne, Wärme und guter Stimmung passen. Wer gerne Rot trägt, der will gesehen werden. Nur alles in Dunkelblau ist ein wenig traurig und langweilig; aber die Grüntöne sind meistens kleidsam, dann Rosé, Gelb, Hellblau und natürlich Weiß und Beige. »Die Generation in Beige« nennt man uns ja! Dazu gehöre ich auch.
Im Winter wollten wir nach Teneriffa. Was zieht man dort an? Ich fand eine Teneriffa-Erfahrene, die sagte: »Weiße Wolle«, womit sie absolut richtig lag. Wenn man in Puerto de la Cruz im Hotel »Valle Mar« draußen seinen Kaffee trinkt, sieht man nach Nordwesten aufs Meer - und es ist meistens etwas kühl. Ziehen Sie sich dort wie eine Zwiebel an, immer mehrere Sachen übereinander, beim Gehen in der Sonne wird es sonst zu warm.
Da denke ich gerade an die 20 bis 30 Grad Kälte im Winter bei uns in Ostpreußen. Da dachten wir nicht an weiße Wolle und draußen Kaffeetrinken! Kratzende Wollstrümpfe mußte ich tragen, ein Graus! Wenn ich morgens aus dem warmen Federbett in die kalten Wollstrümpfe steigen mußte, dann sträubte sich mein Gefieder! Bis mir mal die Frau unseres Uhrmachers Strümpfe aus Baumwolle schenkte, weil ich ihr leid tat. Die dunkelblauen Matrosenkleider von Kübler oder Bleyle kratzten genauso. Diese Sorge haben die Kinder heute zum Glück nicht. Eine Empfindlichkeit gegen Kratzendes habe ich

heute noch. Wir tragen beide fast nur Blusen und Hemden mit Westen und Jacken, keine Pullover.
Die verwitwete Königin Noor, mit der ich ein Interview in ihrem Palast in Amman/Jordanien machte, davon berichte ich noch ausführlich, verstand es glänzend, mit ihrem roten Seidenkleid von Givenchy aus Paris, im Blouson-Stil mit verlängerter Taille, zu überspielen, daß sie im fünften Monat war, worauf sie aber ganz unkonventionell hinwies. Ich wünschte ihr, nach zwei Söhnen, ein Mädchen, das sie auch bekam.
Alle, die selbst nähen, könnte ich beneiden. Eine Nachbarin, die in die Türkei fliegen wollte, nähte sich in Null Komma nichts einen Hosenanzug aus leichtem Stoff; da stehe ich nur staunend davor, obwohl ich gut in Handarbeit war und mir meinen ersten Pullover mit 13 Jahren häkelte. Auch meine 92-jährige Großmutter, diesmal väterlicherseits, konnte, wie alle Frauen früher, nähen. Als ich sie besuchte, änderte sie sich gerade ein Kleid um. »Das trägt man jetzt nicht mehr«, erzählte sie lebhaft. Sie konnte Hausschuhe fertigen und Krawatten für meinen Vater umdrehen. So etwas war Ende des letzten Krieges sehr gefragt.
Wir lebten acht Jahre in Luxemburg, und ich war erstaunt, wie mir, als eher herber Ostpreußin, die französische Lebensart lag. Schon die melodische Sprache, das »savoir vivre«, natürlich die Côte d'Azur – aber immer mit gemieteter Wohnung. Dann der

»Chic« der zierlichen Französinnen, ihre Disziplin im Zurechtmachen. Stöckelschuhe, kurzer, enger Rock, modisch frisiert, mit lackierten Fingernägeln und perfektem Make-up, das ist so die Standardausrüstung.

Wenn wir uns zu Weihnachten an geschützten Stellen am Strand sonnten, spazierten sie in Cannes auf der Croisette im Nerzmantel! Wann sonst?

Bei meiner Flurnachbarin in Luxemburg, einer Luxemburgerin, lernte ich die praktischen und schikken Hausanzüge kennen, »robe de chambre«, eigentlich der Morgenrock, eine Wohltat, wenn man gestreßt nach Hause kommt. Sie sind auch »pour ouvrir la porte«, sagte sie immer, um auch mal die Tür zu öffnen. Die gehören seit langem zu meiner Standardausrüstung. Ich kaufe sie immer größer, damit ich im Winter etwas darunterziehen kann; außerdem sind sie leicht zu waschen. Es gibt sie in den Nouvelles Galeries, bei La Fayette, dann teurer bei Louis Féraud.

Wenn ich zu Hause bin, kommt erst mal alles Beengende runter, nichts darf drücken und stören.

Haben Sie mal darüber nachgedacht, daß es angenehmer ist, einen Menschen erst auf den zweiten Blick zu entdecken? Wenn jemand gleich auffällt, dann kann er oft nur noch verlieren, ist manchmal ein Blender, und wenn Sie jemand sehen, dessen Persönlichkeit sich erst beim Näherkennenlernen herausstellt, kann das ein Gewinn sein.

In unserem Alter soll die Mode schon jünger machen. Viele tragen die gleichen Hosen und Jacken wie die 40jährigen. Da hilft wieder der Spiegel und das Sich-selbst-beurteilen-Können.
Immer die eigenen Vorzüge hervorheben, sich nicht zu streng kleiden, sondern sich frisch, weiblich, kleidsam und bequem anziehen.
Und dann noch einmal: Kopf hoch, Brust raus, und mit einem Lächeln werden Sie immer gewinnen!
Da fällt mir noch eine kleine Geschichte zur Schuhmode ein. Meine Schuhgröße ist 38. Bei offenen Sandaletten rutschen die Fersenriemen. Mein Mann kennt das schon. Alle paar Schritte bleibe ich stehen und schiebe die Riemchen hoch. Er schimpfte, sicher mit Recht: »Kannst du dir nicht mal vernünftige Schuhe kaufen?«
Sommerschlußverkauf. Ich entdeckte sündhaft teure, superschicke Slingpumps, so heißen sie in der Fachsprache, zum halben Preis. Probiere natürlich Größe 38, mit mäßigem Erfolg. Die Schuhverkäuferin meinte, vielleicht 37 ½? Und, siehe da, sie paßten. Die Riemen saßen fest, meine Füße erschienen mir winzig, mit den schicken Schuhen elegant. Zu Hause probierte ich sie mit ganz dünnen Strümpfen, zog noch ein bißchen Unterwäsche aus, einen kurzen, engen Rock an, voilà, ich fühlte mich plötzlich als »zierliche Frau«. Was so eine halbe Nummer weniger doch ausmachen kann!

5 Das Fernsehen, die Erfindung des Jahrhunderts

Unser erster Fernsehapparat war ein richtiges Möbelstück. Natürlich mit Schwarzweißbildern, dazu Radio und ein Fach für Schallplatten. Die Bildröhre wurde durch die beiden Seitenrollos verdeckt, so daß nicht gleich zu erkennen war, welche Funktionen der Schrank hatte.

Von diesem ersten Fernsehgerät an haben wir immer die Apparate aus Fürth gehabt und waren überaus zufrieden. In dunklem, leicht glänzendem Holz, mit ein wenig Messing aufgelockert, war der Schrank etwas, an dem wir sehr hingen, und es fiel uns schwer, dieses Prachtstück für ein Farbfernsehgerät fortzugeben, bei dem uns die tote Bildröhre störte.

Überall versuchten wir ein Gerät zu bekommen, bei dem die Bildröhre durch ein leichtes Rollo verdeckt werden konnte. Bis heute gibt es solche Apparate leider nicht; ich finde, da sollte sich die Industrie mal Gedanken darüber machen. Nicht jeder kann den Fernseher in einen Schrank stellen, und nicht jeder Schrank eignet sich dazu, einen

großen Apparat aufzunehmen, der ja auch sein Gewicht hat.
In unserer Zweizimmerwohnung waren wir überaus glücklich mit diesem schicken Gerät; das muß so Ende der fünfziger Jahre gewesen sein.
Mit einer 48-Stunden-Woche und vielen Überstunden waren wir beide voll beschäftigt, so daß wir erst zu den Nachrichten um 20 Uhr einschalteten. Die sah ich mir noch an, dann mußte ich in die Küche, um vorzukochen, das Geschirr abzuwaschen oder Oberhemden und Blusen zu waschen und zu bügeln. Die große Wäsche gaben wir zum Waschen, Waschmaschine (ich schrieb mal: die Erfindung des Jahrhunderts) und Spülmaschine waren noch in weiter Ferne.
Mein Mann hatte mir einen Lautsprecher in die Küche gelegt, damit ich wenigstens den Text mitbekam. Gab es etwas Interessantes, so eilte ich wie ein geölter Blitz um die Ecke ins Wohnzimmer, meistens mit nassen oder schaumigen Händen, um es mir anzusehen. Wir waren zufrieden, daß es uns so gut ging, und kamen gar nicht auf die Idee, zu meckern.
Wenn ich mich so gegen neun Uhr abends auf unsere gemütliche Eckcouch setzte, war ich so müde, immerhin seit sechs Uhr auf den Beinen, daß ich vom geliebten neuen Fernseher nicht mehr viel hatte.
Aber die Zeiten änderten sich, die Arbeitszeiten

wurden kürzer, der Sonnabend frei, und eine Waschmaschine, später eine Spülmaschine, erleichterten allen Hausfrauen die Arbeit. Vom Fernsehen hatte ich jetzt mehr.

Mein Mann bekam ein Angebot, nach Luxemburg zu gehen, und es gelang mir mit sehr viel Geduld, mit Briefen und Telefonaten, als kleine Sprecherin bei Frank Elstner bei Radio Luxemburg zu arbeiten.

Das Fernsehen, zunächst mit dem ersten Programm, dann mit dem ZDF, steckte noch in den Kinderschuhen, und viele heute bekannte Moderatoren und Fernsehstars holten sich bei Radio Luxemburg ihr Rüstzeug, denn frei zu moderieren will gelernt sein.

Auch Thomas Gottschalk war ein Reisender - aber noch in Sachen Rundfunk. Montags kam er per Flugzeug von München über Frankfurt nach Luxemburg, freitags ging es zurück. Dazu hatte er noch seinen Job beim Bayerischen Rundfunk.

Bei RTL war ich die »Hildegard«, wirkte in einer Sendung pro Woche mit, und das Luxemburger Wort und zwei Fernsehzeitungen, alle in deutsch, obwohl die offizielle Sprache das Französische ist, freuten sich, daß ich preiswert und spontan über alle Stars und Sternchen berichten konnte. Ich saß ja an der Quelle und lernte so allmählich die Größen des Showgeschäfts kennen. Wir nannten uns beim Vornamen und »Sie«.

Der Thomas erzählte mir also, daß er am 18. Mai

1950, mit Blitz und Donner als »Himmelfahrtsjunge« in Kulmbach geboren wurde; das kann man fast wörtlich nehmen bei dieser Karriere! Seit 1976 ist er mit seiner Thea verheiratet.
»Bevor sie sich ein Kleid für 500 Mark kauft, näht sie sich lieber ein paar Klamotten selber.« Originalton Thomas Gottschalk.
Von Max Schautzer erfuhr ich, auf wie viele Arten man in Wien seinen Kaffee trinken kann. Hans Meiser war für die Nachrichten zuständig und beobachtete genau mein Tun. Björn Schimpf hatte so tolle Radiosendungen, daß sie ihm den Weg zum Fernsehen ebneten. Auch die Sendung von Elmar Gunsch »Der Kaffee ist fertig« war ein Erfolg. Dieter Thomas Heck suchte immer sein Armband, aber es ist bis heute an seinem Arm.
Zu Helga Guitton und Rainer Holbe hatte ich einen besonders guten Kontakt. Die beiden hatten nämlich die Stars aus dem Fernsehgeschäft in ihren Sendungen, und ich durfte - mucksmäuschenstill - neben allen im Studio sitzen, bevor ich sie nach der Radiosendung zum Interview bat.
So gut habe ich es bei meinen circa 60 Interviews nie wieder gehabt. Die »Stars« purzelten mir wie reife Früchte in den Korb. Alle kamen, um bei RTL ihre neuen Schallplatten vorzustellen. »Promotiontour« heißt das auf gut deutsch.
Der Udo Jürgens durchsauste das Studio im Eiltempo, er hatte einen weiteren Termin, mit der

Milva unterhielt ich mich viersprachig, die Margot Werner erzählte überaus frisch und lebhaft. Evelyn Künneke lud mich anschließend zum Hummeressen ein, die sie preiswerter als in Berlin fand. Bei Vicky Leandros fiel mir ihr »Lipgloss« auf, das sie zwischendurch benutzte, sonst war sie sehr professionell! Dann die schöne Stimme von Volker Lechtenbrink, bei Christian Anders dachte ich an seine weißen Anzüge. Mary Roos war sehr lieb, Karel Gott hat sechs Jahre Studium als Opernsänger, und Peter Maffay, höflich und bescheiden, hörte ich gerne zu, seine modulationsreiche Stimme ist unverwechselbar. »Ich esse auch derbe und einfache Hausmannskost sowie Eintopf. Unterwegs essen wir nur in Restaurants, da haben wir zu Hause auch mal etwas Unübliches, z. B. Maisbrei mit Schafskäse.«
Denken Sie bei der einschmeichelnden Musik zu den Derrick-Filmen auch an »Angel of mine«? Das ist der besondere Stil von Frank Duval, der mich etwas in die Arbeit eines Filmkomponisten einwies.
René Kollo lud mich mit seiner französischen Frau und seiner Schwester Marguerite nach der Sendung zum Essen ein. Er mußte auf seine Röstkartoffeln warten und stibitzte mir meine Salzkartoffeln vom Teller! Interessant, wie er Französisch lernen wollte! »Meine Frau soll mir jeden Tag drei Wörter beibringen, dann kann ich nach einem Jahr Französisch; aber sie ist zu faul, ich bin zu faul, also werde ich das nie lernen.«

Einen Satz kann er: »Voulez-vous coucher avec moi?« Beatrice protestierte lachend: »Das ist nicht von mir, sondern ein Schlager.«
Bei Tommi Ohrner fiel mir der Fleiß auf, mit dem er sich auf seine Sendungen vorbereitete, und Mike Krüger und seine Frau waren sehr sympathisch.
Mein besonderer Gesprächspartner war aber Curd Jürgens. Er lud mich in sein Haus in St. Paul de Vence bei Nizza ein, wo ich Monate später einen unvergessenen Tag erlebte. Es war sein letzter Aufenthalt auf seinem schönen Besitz, bevor er am 18. 6. 1982 starb. Dieses umfangreiche Interview wurde mein »Einstieg« zur »Welt am Sonntag«, wo ich in Josef Nyary meinen Redakteur und Förderer fand.
Den Jürgen Markus habe ich mir bis zuletzt aufgehoben. Über sein überraschendes Zusammentreffen mit Caterina Valente, morgens um sieben Uhr, berichte ich ausführlich.
Radio Luxemburg mit Frank Elstner war für mich schon eine erlebnisreiche Zeit. Er hatte eben das Gespür für Menschen, die heute noch, nach 15 Jahren, im harten Fernsehgeschäft tätig sind.
So, das war mal ein Extrakt aus unseren acht Jahren in Luxemburg, wo wir den Übergang der Radiozeit zu mehr Fernsehsendern und den gewaltigen Aufschwung des Fernsehens erlebten, denn wir hatten dort schon Kabelfernsehen, mit 20 Sendern.
Jeder weiß, daß das Fernsehen für unsere Allerklein-

sten, so zwei bis drei Jahre alt, gefährlich sein kann, wenn es nicht dosiert wird. Alle Kinder lieben ja diesen bewegten und bunten Bildschirm. Der neue Fernsehkanal mit speziellen Sendungen für Kinder ist bestimmt der richtige Weg, sie von manchen rohen und aggressiven Programmen fernzuhalten.
Diese ruhigen Abende, wie unsere Generation sie noch hatte, ohne Radio, ohne Fernseher, möchte ich nicht missen. Wir haben abends gelesen und viel gestrickt. Im Winter saßen wir wegen der Ofenheizerei alle zusammen; erzählten, schrieben Briefe und machten Handarbeiten. Da auch die Schlafzimmer geheizt werden mußten, sonst wären uns womöglich die Haare am Bett angefroren, wurden wochentags nicht alle Wohnräume geheizt. Wir waren eine große Familie, mit Großmutter und Hausmädchen, die uns Kindern halfen, wenn wir die Ferse eines Strumpfes oder beim Fausthandschuh den Daumen nicht richtig hinbekamen; deshalb finde ich es heute noch am besten, wenn mehrere Generationen zusammenleben, was ja selten möglich ist.
Das Fernsehen ist das Medium der Alten, heißt es. Zum Glück! Denn alle, für die die Wohnung der einzige Lebensraum geworden ist, bedeutet es, problemlos mit der ganzen Welt verbunden zu sein. Per Fernbedienung rutscht man von Brasilien nach Norwegen, von Südafrika nach China, einfach toll!

Ist Ihnen auch aufgefallen, daß Reiseberichte und Länderinformationen immer mehr gesendet werden? Besonders die dritten Programme, und da der Südwestrundfunk, haben sich etwas darauf spezialisiert. Das Bestreben, mal entspannt vor dem Bildschirm zu sitzen und etwas Schönes anzusehen, scheint zuzunehmen.
Mein Vater ging früher nur ins Kino, wenn es etwas zum Lachen gab. »Das Leben ist ernst genug«, sagte er.
Schon die Nachrichten aus aller Welt sind doch oft schrecklich, und warum die Zuschauer auch tief in Operationswunden sehen müssen oder sich bei Tierkadavern erschrecken sollen, das werde ich nie verstehen.
Versuchen Sie mal, in einen Operationssaal während einer Operation zu kommen und das original zu sehen! Unmöglich! Da sollten die Nachrichtengestalter viel mehr Ästhet sein und auch an die Kinder denken. Ich mache dann immer die Augen zu.
Johannes Mario Simmel sagte mir bei einem Gespräch in der Zweitwohnung in Cannes zu seinem damals neuen Buch »Bitte, laßt die Blumen leben«, seinem 23. Buch: »Wenn ich die Nachrichten gesehen habe, möchte ich mich gleich ins Bett legen.«
Auf der anderen Seite sind wir natürlich glücklich, im Vergleich zu der Generation unserer Eltern, so viele schöne Sendungen zu empfangen. Schon die Filme, die Sportsendungen, Konzerte, Opern und

Forschungsergebnisse, darauf wollen wir ja nicht verzichten. Da haben wir die Qual der Wahl, was wir sehen wollen. Eine ältere Nachbarin sitzt morgens im Bett und streicht, je nach Wichtigkeit, ihr Tagesprogramm in der Fernsehzeitung mit Farbstiften an. Das ist doch wie in einem Gourmet-Restaurant mit drei Michelin-Sternen! Nur preiswerter!
Unser Wissensniveau ist ein ganz anderes geworden, unser Horizont erweitert; wir haben ganz andere Themen zur Unterhaltung als unsere Eltern.
Und was wäre unsere Flimmerkiste ohne die oft geschmähten Talk-Shows? Sie sind doch meistens interessant. Da wird wissenschaftlich formuliert, mal ein bißchen geflunkert, gelacht, geschimpft, auch mal beleidigt - aber immer mit einem versöhnlichen Ausgang, dafür hat der Talkmaster zu sorgen - eben das wahre Leben!
Auch Reisen sind das wahre Leben. Gerade wenn ich mit meinen Freundinnen telefoniere, dann ist das Reisen immer noch ein großes Thema.

6 Reisen, so lange es geht

Sie hatten so ihren Ferienrhythmus. Im April, dem Frühling entgegen, nach Meran, der September war für Davos vorgesehen, zum Wandern und Kraxeln, und im November ging es nach Gran Canaria, da war Baden und Strandwandern angesagt.
Es ist eine Schulfreundin von mir, mit Mann, beide, wie ich, von der ostpreußischen Ostsee und mit Strandleben einschließlich Burgenbauen und Sonnenbrand seit Kindheit vertraut. Das war bis zu seiner Pensionierung so.
Dann lockte eine Reise nach Südafrika zu Verwandten, die öfters in Deutschland waren. Mit einem Geschäft in Namibia, dem früheren Südwestafrika, und zwar in der Hauptstadt Windhuk, und einem Strandhaus in Swakopmund an der Atlantikküste, so daß es Wohnmöglichkeiten überall gab. Nach Wochen kehrten sie begeistert zurück.
Ganz bewußt hatten sie ihre preiswerte Wohnung behalten, die Finanzen entsprechend eingerichtet und schon lange geplant, sich die Welt noch ein bißchen anzusehen.
Alle zwei Jahre eine ganz große Reise, mit vielen

Vorbereitungen. Kanada, zum Indian summer, über Singapur nach Australien, da bekamen wir eine Karte vom Mount Conner, in der inneraustralischen Ebene, die USA mit New York, den Niagarafällen, San Francisco, Los Angeles und Las Vegas - nur die dreiwöchige Chinareise strengte ihn an, so daß es wieder bei Davos und Gran Canaria blieb.

»Er hatte ein erfülltes Leben«, sagte mir später meine Freundin, als sie dann alleine war und froh mit der preiswerten Wohnung.

Ganz anders lief es mit einer anderen Schulfreundin in Berlin, die ihren Mann sehr früh verlor. Vom Haus zu ihrer komfortablen Wohnung war es ein großer Schritt, dazu eine teure Privatkrankenversicherung, da lief nicht mehr viel, vor allem keine Reisen.

Sie werden in Ihrem Bekanntenkreis ähnliche Fälle haben. So ein gutes Mittelmaß ist immer gefragt, es sei denn, daß jemand absolut nicht aus seinen vier Wänden zu bekommen ist, das sehe ich auch ringsherum, kaum zu glauben!

Sonst wird in unserem Bekanntenkreis lustig gereist. Die meisten von ihnen leben sparsam, um sich das Fortfahren leisten zu können, denn Zeit haben wir mehr als Geld, und wie lange wir noch reisen können, weiß niemand.

Mauritius, die Seychellen, den Pazifik und die Karibik, mit oft zu warmen Temperaturen und zu hoher Luftfeuchtigkeit, das überlassen wir lieber

der Jugend. Unser Europa ist doch so schön - und wer kennt es genau? Zum Nordkap fuhr letztens jemand - es war aber doch beschwerlich. Im Sommer an die Nord- und Ostsee, jetzt verlängert bis zur Insel Rügen, das höre ich immer wieder.
Bei uns Kindern hieß das Kahlberg, wo es gar keinen kahlen Berg, sondern dichten Kiefernwald mit Blaubeeren und Kreuzottern gab, und wir stöhnten, wenn es schon wieder dorthin ging. Wenn wir auf der Nehrung waren und einen guten Sommer erwischten, war das Strandleben doch wunderbar. Es war ein richtiger Umzug, mit Bettsack, Koffern und meinem Fahrrad, wenn uns die Frau Mack mit ihrem Pferdefuhrwerk zur Dampferanlegestelle brachte. Bei Fischern hatten wir eine Zweizimmerwohnung mit großer Veranda für sechs Wochen gemietet, mit Küchenbenutzung. Das hieß, die junge Fischersfrau, die wir lange kannten, half meiner Mutter bei der Essensvorbereitung.
Der Ort lag auf der Haffseite, abends spiegelte sich die Sonne in den Fensterscheiben des anderen Ufers, und morgens zogen wir mit Taschen und den zusammengerollten weißen Zeltwänden zum Strand. Mit eigener Burg, oben an der Düne. Platz war genug. Mein Vater hielt sein Taschentuch hoch, damit er sehen konnte, woher der Wind kam, dementsprechend wurden die drei Zeltwände aufgestellt, und wir verlebten am kilometerlangen, wenig besuchten Strand eine herrliche Zeit. Bis meine

Mutter mal die Kocherei satt hatte und es hieß: »Im nächsten Sommer gehen wir zum Essen!«
So schön, so gut. Wenn wir nun etwas früher vom Strand kamen, im Badeanzug, schwitzig und sandig, mußten alle erst mal auf Vordermann gebracht werden, um zivilisiert in einem Lokal erscheinen zu können. Dann der Weg, die Warterei auf das Essen, die ungewohnte Kost, zurück, wieder umziehen; das haben wir nur einmal gemacht.
Ja, kochen in einer gemieteten Wohnung – oder essen gehen im Hotel mit Halbpension? Bei uns geht das auch immer hin und her. Haben wir ein Hotel, möglichst mit Buffet morgens und abends, dann können wir der Verlockung nicht widerstehen, essen zu viel, zu ungesund und nehmen zu. Haben wir eine Wohnung gemietet, muß eingekauft werden, abgewaschen, zum Glück wird immer saubergemacht.
Da haben wir uns ein bißchen auf Südfrankreich spezialisiert. Es hat den Vorteil, daß man im Ernstfall schnell zurückkommt. Von Nizza geht es mit dem Flugzeug überallhin, auch nach Straßburg, für alle, die im Südwesten von Deutschland leben. Genauso gibt es einen durchgehenden Zug Nizza–Straßburg; Busse fahren regelmäßig – und das eigene Auto bleibt auch noch.
Die neue Art, an der Côte d'Azur zu wohnen, sind die Résidence-Hotels. In Nizza hatten wir ein Appartement an der Promenade d'Anglais, im 8. Stock,

mit Dachterrasse zum Sonnen. Große Räume, mit Küche und sehr preiswert!
Kleiner Hotelbetrieb, man kann – aber man braucht nicht, Supermarkt um die Ecke, Bushaltestelle gegenüber. Ein umwerfender Blick vom Südbalkon, links zum Cap Ferrat, rechts zum Cap d'Antibes, aber – achtspuriger Autoverkehr auf der Straße! Mal für ein paar Tage geht es, sonst ist es zu laut.
Ganz ruhig ist das Résidence-Hotel in Beaulieu, zehn Kilometer nach Nizza, zehn Kilometer nach Monaco, mit 110 Metern direkter Mittelmeerlage, Schwimmbad und erstklassigem Restaurant. Die Appartements sind mit 30 Quadratmetern etwas klein, aber praktisch eingerichtet. Von der Küche eine Durchreiche zum Eßtisch, Fernseher, leider ein 1,50 Meter breites Grandlit, doch die Couch wird als Bett fertiggemacht.
Ein toller Privatbus pendelt stündlich zwischen Nizza, Gare Routière und Menton hin und her, so daß man für ein paar Mark in wenigen Minuten in Nizza oder Monaco sein kann.
Nur fahren Sie nicht im Hochsommer hin! Zu voll und zu heiß! Da wird jede Couch und da werden viele Sessel eine Liegestatt.
Das erinnert mich an unsere ostpreußische Gastfreundschaft, wo nicht nur jeder Kaffeebesucher ein Kuchenpaket mitbekam, sondern auch Logierbesuch im Haus untergebracht wurde. Meine Schwester kam auf die Besuchsritze zu meinen

Eltern, und ich landete in der ausgepolsterten Badewanne.
Oft waren wir auf den Kanarischen Inseln, die mit ihrem gleichmäßigen Klima besonders im Winter angenehm sind, da auch die Nachttemperaturen selten unter zehn Grad sinken.
Die vielseitigste Insel ist Teneriffa. In Puerto de la Cruz haben viele Deutsche Häuser und Wohnungen zum Überwintern, was wir beim Kaffeetrinken oder Einkaufen feststellen konnten.
Gran Canaria ist mehr fürs Strandleben, leider die Hotels in Maspalomas ziemlich teuer.
Fuerteventura und Lanzarote mit schönen Hotels, so mittlere Preisklasse. Besonders lieben wir den Blick von der Nordküste Lanzarotes zur Isla Graciosa!
Und zu Weihnachten ist alles teuer! Wir haben mal Mitte Januar die Hälfte vom Weihnachtspreis bezahlt.
Unser Arzt hier empfiehlt seinen älteren Patienten immer die Mittelgebirge für die Ferien. Wer lange im Ausland gelebt hat, wird sich wundern, wie schön es hier in Deutschland ist. Wir kamen ja auch mit fliegenden Fahnen zurück!
Ich mußte früher zur Kur in den Thüringer Wald und in den Bayerischen Wald, ich kenne den Harz und die Rhön; es ist erstaunlich, wie wohl man sich in den kleinen Orten fühlen kann. Da ist der Kauf der Bahncard vielleicht angebracht.

Vielseitig muß man sein: mal Ägypten, mal der Schwarzwald, mal Italien, mal unser schönes und geliebtes Bayern und Österreich. Nicht zu vergessen die Schweiz!

Warum fährt eigentlich alles immer die Autobahn geradeaus zum Gotthard, statt, hinter Olten, rechts abzubiegen zum Genfer See? Das haben wir im Frühling gemacht. Lausanne, Montreux, gegenüber die »Dents du Midi«, meistens schneebedeckt und attraktiv, Vevey, Schloß Chillon, dazwischen die kleinen Orte, da ist es nicht so voll, es gibt kilometerlange Strandpromenaden am See, man spricht deutsch, und der Service ist ausgezeichnet. Haben Sie beim Französischen Schwierigkeiten? Mit dem Finger zeigen, was Sie haben wollen und auf einem kleinen Block die Zahlen notieren.

Noch ein Tip für Gstaad im Berner Oberland, wo Sie auch moderate Preise vorfinden können. So beim Leonz Blunschi (schon der Name!) im »Bernerhof«. Und vielleicht mit Thomas Gottschalk oder Gunter Sachs im Fünf-Sterne-Hotel »Palace« im Winter Fondue essen können? Im Keller, oder passender im Souterrain, gibt es die Fromagerie, wo man preiswert und ohne Krawattenzwang sein Käsefondue ißt. Besonders für Kinder ein Spaß! »Ist ein Kalb ein kleines Schwein?« hörten wir mal am Nebentisch.

Von den Chalets oberhalb des »Palace«-Hotels fin-

det sich abends im Winter eine lustige Gesellschaft zusammen.
Das war ein bißchen Winter mit Schnee. Winter in der Sonne von Mallorca kennen viele, in der Sonne von Marbella an der Costa del Sol sicher weniger, obwohl die Durchschnittstemperatur dort zwei Grad höher liegt.
Die positiven Veränderungen haben wir dem Bürgermeister zu verdanken. Die Strandpromenade geht nun bis zum Fünf-Sterne-Hotel »Puente Romano« mit den vielen Tennisplätzen, am immer wieder schönen »Marbella-Club« vorbei, sozusagen die Urquelle des Ortes.
Wenige Hotels sind am Strand und stadtnah! Das »El Fuerte« gehört dazu, auch noch das »Don Pepe«, elegant und voll nach Süden gelegen, dann das neue Appartementhotel »Sultan«, gar nicht so teuer, und, noch preiswerter, das »Jardines del Mar«, auch mit Appartements, Schwimmbad und Restaurant, nach Süden. Der Strand ist jetzt ohne Buhnen, und an klaren Tagen blickten wir zu den Felsen von Gibraltar und nach Marokko hinüber.
Im vorigen Jahr waren die Ostseemetropolen Kopenhagen, Stockholm und Helsinki unser Reiseziel. Der Bericht im Fernsehen vom Treffen Bill Clintons mit Boris Jelzin in Helsinki interessierte uns besonders. Gespannt schauten wir hin. Ja, diese Straßen sind wir mit dem Bus zum Palais des Präsidenten auch gefahren. Gewunden, immer mit Blick auf

Teile der Ostsee, und die Stimmung, das Flair, kam so herüber, daß wir fast dort waren. Ein Film über Bekanntes ist doch etwas anderes.
Eine Anzeige in der Zeitung fiel mir auf: »Betreute Reisen mit dem DRK, dem Deutschen Roten Kreuz«. Am Telefon erfuhr ich, daß verschiedene Kreisverbände diese Busreisen durchführen. Zum Beispiel vier Tage zum Gardasee, fünf Tage Südtirol, nur, etwas mobil sollten Sie schon sein. Koffer braucht keiner zu tragen, und, wer alleine vom Rollstuhl in den Sitz kommt, für den gibt es auch eine Möglichkeit, denn ein paar freiwillige Helfer sind meistens dabei.
Auch Königliche Hoheiten sind Reisende in Sachen Völkerverständigung. Zum Staatsbesuch in Luxemburg hatten sich König Carl Gustaf von Schweden und Königin Silvia angesagt. Für eine deutsche Zeitung begleitete ich das Königspaar drei Tage und stellte fest, daß das gar nicht so erstrebenswert ist. König Carl Gustaf beherrschte seinen Part perfekt, sprach routiniert und charmant, ich habe ihn anders gesehen, als er sonst geschildert wird. Königin Silvia war unübertroffen in ihrer Ausdauer und ihrem Lächeln. Wurde er schon mal ungeduldig, überspielte sie das mit ihrer Liebenswürdigkeit. Sie erzählte mir, daß sie mit ihrer Tochter Victoria auch in Schweden die bayerischen Dirndl trägt.
Zur letzten Pressekonferenz kam ich pünktlich, aber doch zu spät, weil sie früher als vorgesehen ange-

fangen hatte. Behenden Schrittes eilte ich durch ein paar Säle und lief direkt dem König in die Arme, der wieder mal seiner Frau das lästige Beantworten von Pressefragen überlassen hatte. Im selben Moment krachte es fürchterlich. Der König riß mich an sich, weil er an ein Attentat dachte, wie er mir später sagte; doch es war harmlos.
Ein Ober war mit einem vollen Tablett mit Sektgläsern die Kellertreppe hinuntergefallen, zum Glück ohne sich zu verletzen.
Fast hätte ich es vergessen - aber ich muß Ihnen noch zwei kleine Geschichten aus Finnland erzählen, so als Mitbringsel. - Vom schwedischen König nach Finnland ist es ja nicht weit.
Unsere Reiseführerin wollte uns den finnischen Humor nahebringen. Na, Sie werden das gleich lesen:
Also - wenn Ihnen im Sommer in der Stadt Helsinki ein Elch über den Weg läuft, dann ist das keine Fata Morgana, kein Witz, sondern pure Wirklichkeit. Bei der so aufgegliederten Stadt in Landteile, Inseln und viel Wasser schlagen die Elche mal die verkehrte Richtung ein und landen in der Stadt. Und da die Elche mit den Verkehrsregeln weniger Bescheid wissen, ist Vorsicht geboten.
Es muß nicht immer ein Elch sein, der Ihren Weg kreuzt. Die Sauna ist den Finnen so heilig wie den Römern der Vatikan. Zu allen Häusern gehört eine Sauna, besonders wenn das Haus nur ein paar

Schritte vom Meer entfernt liegt. Wenn im Winter eine dicke Eisschicht die Ostsee bedeckt, hackt man sich eben ein Loch ins Eis. Und wenn ein Mann aus seiner Sauna kommt, er Ihren Weg kreuzen muß, um zu seinem Eisloch zu gelangen, dann geht er eben splitterfasernackt - und ohne seine Schritte zu beschleunigen - dorthin, taucht ein paarmal unter und spaziert, keinesfalls in Eile, zurück zu seinem Haus.

Die Finnen halten eben auch etwas vom Strampeln und von Fitneß.

Das war mein Mitbringsel aus Finnland. Nun zum nächsten Kapitel: Einladungen! Die können manchmal ganz schön stressig sein.

7 Nicht warten, bis man eingeladen wird

Gab es bei Ihnen früher auch diese großen Einladungen zum Abendessen? Da wurden Tische ausgezogen, die großen Damasttischdecken hervorgesucht und das Tafelsilber geputzt. Die Speisefolge bereitete das größte Problem. Wer aß was nicht, und was konnte vorbereitet werden? In der Küche hatten wir eine Hilfe, dazu wurde jemand zum Servieren bestellt.

»Von links servieren und von rechts fortnehmen«, klingt mir noch im Ohr. Bei vielen großen Essen in den letzten Jahren habe ich das nicht mehr so konsequent gesehen, deshalb war mir interessant, durch Frau Wehlauer vom Restaurant »Papalangi« in Baden-Baden zu hören, daß man das heute nicht mehr so eng sieht; der Salat wird immer von rechts serviert, meistens auch die Suppe.

Wenn bei meinen Eltern eine große Kristallschüssel mit frischer Ananas bereitstand und kurz vor dem Besuch Mengen von Schlagsahne mit dem Schneebesen geschlagen wurden, einen elektrischen Quirl gab es ja noch nicht, dann war mein rundlicher

Onkel mit Familie aus Danzig in Sicht. Noch heute erscheint mir frische Ananas mit Schlagsahne als der reinste Luxus, was es damals sicher war.
Daß man Schulfreunde der Kinder ganz ungezwungen mal zum Abendbrot einlädt, ist noch heute üblich. Bei einer Freundin war ich besonders gern. Es war wohl die Harmonie in der Familie, die mich so anzog. Ihr Vater, mit der dunkel gerandeten Brille, hatte immer etwas Humorvolles auf Lager, und ihre Mutter war das Herz der Familie. Wenn dann noch durch die geöffnete Balkontür Klavierklänge unseres Klassenlehrers von der gegenüberliegenden Straßenseite zu hören waren, dann weiß ich, warum ich mich heute noch so gut an alles erinnere.
Zwei unserer Freundinnen übertrumpften sich später förmlich mit ihren Einladungen. Bei der einen war der Kreis der Geladenen immer besonders groß und interessant; die andere hatte sich mehr spezialisiert.
Meinem Tischherrn bei der ersten Bekannten sagte ich mal, so ein bißchen locker: »Im Alter könnte ich ruhig etwas schwerhöriger werden, ich sehe und höre immer alles, bekomme einfach zuviel mit!« Seine bestimmte Antwort werde ich nicht vergessen - ich sollte froh sein, daß meine Sinnesorgane noch so gut in Ordnung sind. - Also, das sage ich nicht noch einmal!
Als die andere Bekannte mit ihrem Mann bei Verwandten in Nürnberg war, lud sie das Auto voll

mit allem, was zu einer Party »Nürnberger Spezialitäten« gehörte, wie Nürnberger Rostbratwürste, Sauerkraut, Meerrettich und natürlich Bier und Brezeln. Eine Spontaneinladung brachte uns alle umgehend in ihr schönes Heim, und es wurde eine der nettesten Einladungen, die ich je erlebt habe. Wir fünf Ehepaare kannten uns seit Jahren, harmonierten hervorragend. Die ganze Stimmung, der Frohsinn dieses überraschenden Treffens war einmalig. Die immer perfekte Gastgeberin, ihr Glanzstück war eine selbstgebackene, aufwendige Torte zum Kaffee danach, hatte einen besonderen Tag erwischt.
Vielleicht ahnten wir alle – ganz unbewußt –, daß wir zehn Freunde so nie wieder zusammenkommen würden.
Wenn ich sie jetzt anrufe, spreche ich gerne von diesem Abend, und ein kleines Foto davon steht auf meinem Schreibschrank.
Gibt es eigentlich noch die Kaffeekränzchen, wo jeder mal dran ist, alle einzuladen? Für die meisten war es eine Ehre, wenn auch mit Seufzen, alle Torten, Kuchen und Kekse selbst zu backen. Gekaufte Backwaren wurden etwas abfällig begutachtet. Durch mehrere Umzüge hat sich bei uns dieses Thema erledigt.
In unserer Schulzeitung fand ich ihre Adresse. Wir sind fast Nachbarskinder gewesen, gingen in dieselbe Volksschule und waren auch in derselben Klasse in der Oberschule. Eine gewisse Tragik lag

über ihr, denn zwei ihrer älteren Brüder waren in einem Seitenkanal des Wasserbauamtes ertrunken, der zum Bereich ihres Vaters gehörte, und wo sie ein Diensthaus mit großem Garten bewohnten und ihre Schafe schon damals den Rasenmäher ersetzten.

Ich rief sie in Düsseldorf an und erfuhr zu meinem Schrecken, daß sie, nach nur zwei Jahren Ehe, gerade Witwe geworden war. Wir kümmerten uns ein wenig um sie, nahmen sie zu ein paar Autoausflügen in die Umgebung mit, sie erzählte von ihrer kurzen Ehe, mit fast 50, und sie sagte: »Wir waren uns selbst genug«, ein Satz, der auch für uns beide zutrifft – aber ein gefährlicher Satz, der vielleicht Abkapseln, Isolierung und Einsamkeit enthalten kann. Man muß wissen, wenn dann mal einer alleine ist, daß der unbedingt Kontakt zu anderen Menschen aufnehmen muß, um nicht ganz alleine zu sein.

Meine Schulfreundin war auf dem besten Wege, etwas sonderbar zu werden. Sie hatte jetzt die Möglichkeit, sich in Oberkassel eine kleine Wohnung zu kaufen. Nach einer geraumen Zeit erhielt ich eine Einladung zum Kaffee, da war ich noch voll berufstätig, sie gab nur noch ein paar Stunden als Lehrerin, bevor sie ganz aufhörte.

In der Wohnung war das Blau vorherrschend. Gardinen, Tischdecke und blau-weißes Geschirr. Bevor ich den Kaffeetisch erreichte, stolperte ich über Pack-

papier und Steine. Mein erstaunter Blick muß Bände gesprochen haben! Um den neuen Teppichboden zu schonen, hatte sie »Wege« mit Packpapier gelegt und das Papier mit Ziegelsteinen beschwert!
Ob mir der Kaffee geschmeckt hat, weiß ich nicht mehr.
Eine Geschäftsfrau aus Bad Wiessee am Tegernsee, so in unserem Alter, mit der wir gerne mal klönten, erzählte uns von ihrem Umzug – vom großen Haus in eine kleinere Wohnung. Und: »Ich habe mich auch von meinem großen Eßservice getrennt, wenn wir Besuch bekommen, dann gehen wir essen.«
Das hat mich beeindruckt!
Geschäftsfrau – das ist das Stichwort.
Sie war toll im Geschäft mit mehreren Filialen, hatte zwei Kinder, deshalb zu Hause immer Personal.
Mit Voranmeldung traf es sich, daß wir zum Wochenende zwei Tage in Köln waren. Es gab eine herzliche Einladung zum Mittagessen. Ich mußte so viel essen, wie ich gar nicht wollte, und freute mich auf die Tasse Kaffee, die wir in ihrer tollen Wohnung trinken wollten.
Für vier Personen nur Kaffee zu kochen sollte doch keine unlösbare Aufgabe sein – war es aber doch, da die ganze Familie nur Tee trank. Gab es eine Kaffeemaschine? Das war nicht festzustellen, genauso, ob Pulverkaffee im Haus war, sie hatte keine blasse Ahnung – aber es gab gemahlenen Kaffee, von dem sie zuviel in den Filter gab, der nicht richtig durch-

lief, und wo nur Extrakt in der Kanne war. Nach einer halben Stunde gab sie es auf.

Zu dem Orangensaft haben wir dann ein paar Kekse gegessen.

Teetrinker waren auch andere Bekannte. Wenn die große Thermoskanne mit heißem Wasser auf dem Kaffeetisch stand, wußten wir, es gab Pulverkaffee.

Nicht warten, bis man eingeladen wird, heißt das Thema. Ich glaube, es sind immer dieselben, die einladen, und die anderen, die diese leidige Angelegenheit hinausschieben, bis sich wieder jemand findet, der sie einlädt.

So quartiert sich eine ganze Familie regelmäßig für Wochen bei einer alleinstehenden Dame ein, die eine entsprechende Wohnung hat. Sie läßt sich richtig ausnutzen; bedient alle, kauft ein, kocht, putzt und hat hinterher fünf Waschmaschinen Wäsche zu waschen.

Bei manchen Menschen wird einfach alles entschuldigt, sie können nicht, sind krank, es ist zu anstrengend usw. Die anderen machen alles, trotz derselben Misere.

Ist bei Ihnen mal im Haushalt so einiges liegengeblieben?

Da habe ich folgendes ausprobiert: Laden Sie sich Kaffeebesuch ein. Sie glauben gar nicht, wie schnell Sie die Fenster geputzt, die Gläser abgewaschen und eventuell noch die Gardinen gewaschen haben,

und an dieser blitzblanken Herrlichkeit haben Sie selbst die meiste Freude.
Besuche können ja so unterschiedlich sein, das wissen Sie genauso wie ich. Von manchen kommen wir ganz erfüllt zurück. Es gab viele Gespräche, über eigene Probleme, die Familie, die Kinder, Sport, Reisen: alles mit größter Offenheit und Ehrlichkeit. Wir lachten, nahmen Anteil, planten sogar einen gemeinsamen Ausflug.
Dann ist eine andere Einladung nur vertane Zeit, wir sind enttäuscht und vermeiden es, noch einmal hinzugehen.
»Man muß Abstriche machen«, sagte mir meine Freundin, die nun auch alleine lebt. Das muß dann jeder für sich entscheiden. Also, mehr oder weniger lose Bekanntschaften haben, über manches hinwegsehen, um nicht ganz alleine zu sein.
Schwierig – aber vielleicht hin und wieder möglich, wenn die Unterschiede nicht allzu groß sind, Humor auf beiden Seiten vorhanden ist, auch der gute Wille und die gegenseitige Sympathie.
Dann ist das Spazierengehen eine wundervolle Sache; da müssen nicht tiefgreifende Gespräche geführt werden, alle freuen sich an der Natur, dem schönen Wetter, so lange die Kräfte dafür ausreichen.
Wenn ich höre, wo die Damen hier zu Fuß waren, da fahren wir nur mit dem Auto hin. In Bad Tölz gab es eine über 80jährige Tölzerin, die zweimal um den Ort lief, weil ihr einmal zu wenig war!

Diese spazierengehenden Damen, besser zwei oder vier statt drei, laden sich hier auch gegenseitig zum Kaffee ein.
»Two are a company, three are a crowd!« sagte mir die Fürstin Gina von Liechtenstein bei meinem Interview im Schloß in Vaduz, als wir über Freunde sprachen. Bei dreien ist eben einer zuviel. Von meinem Platz im Salon blickte ich auf einen gerahmten Vers der Beatles: »All you need is love!«
Dieser Satz gefiel nicht nur der Fürstin, sondern auch mir.
Statt Blumen brachte mir meine Freundin mal eine hochwertige Körperlotion, mal eine Handcreme mit. Diese Anregung habe ich dankbar aufgenommen, denn nichts ist nutzloser und unangenehmer als falsche Geschenke; und mit diesen sogenannten Überraschungen liegt man selten richtig.
Wenn sich aber zu Weihnachtseinladungen, besonderen Geburtstagen oder seltenen Jubiläen mehrere zusammentun können, dann kann auch mal ein großer Wunsch erfüllt werden.
Wer geht nicht gerne für eine Woche auf eine Beautyfarm und läßt sich verwöhnen? Oder ist eine spezielle Städtereise wie Rom, Paris, London oder Madrid so ein geheimer Wunsch? Auch etwas mehr Praktisches ist vielleicht die große Sehnsucht, wie ein neuer Fernsehapparat mit Videotext, ein Kassettenrecorder, um die oft so späten, schönen Filme

aufzeichnen zu können oder nur ein neues Telefon mit Anrufbeantworter.
Wie komme ich nun vom Anrufbeantworter zum nächsten Kapitel: Kuscheln? Ideen sind gefragt!
Kuscheln hat ja etwas mit dem Bett zu tun, und da fällt mir zum Glück etwas ein.
Haben Sie das auch in der Zeitung gelesen? Ein älterer Herr fragte per Telefon den Fernsehmoderator:
Was soll ich machen, wenn der Euro kommt? Ich habe 50 000 Mark unter dem Kopfkissen liegen.
Schreck laß nach, so etwas gibt es auch noch!
Die leichte Antwort war: Sofort alles zur Bank bringen. – Sie könnten mal ausrechnen, wieviel Geld diesem Armen »verlorengegangen« ist.

8 Jeden Tag zehn Minuten kuscheln

Diesen etwas frivolen Satz, und den auch noch für 70jährige, glaubt man nur mit Humor nehmen zu können - dabei bin ich gar nicht frivol, sondern eher seriös -, aber mit Humor! Und das Altwerden ist auch nicht gerade eine spaßige Sache - doch zum Lachen gibt es trotzdem immer was.

Vielleicht sollte ich meine Schlußbetrachtung an den Anfang stellen - und die wäre folgendermaßen:

Ich merke, daß wir, mein Mann und ich, je länger wir verheiratet sind (schon 53 Jahre), immer vorsichtiger miteinander umgehen. Noch mehr Verständnis füreinander haben, noch mehr Geduld bei Krankheiten, die auch immer mehr werden, und trotzdem - oder gerade deshalb? - wird es immer noch schöner bei uns.

Dieses Damoklesschwert, daß unsere gemeinsame Zeit kürzer und kürzer wird, hängt immer tiefer über uns.

Große Zerwürfnisse, große Auseinandersetzungen, dafür sollte man im Alter gar keine Zeit mehr haben. Leider kracht es oft bei Ehepaaren, die schon Jahr-

zehnte verheiratet sind. Sie haben sich beide in verschiedene Richtungen weiterentwickelt und nicht gelernt, das zu tolerieren.
Auch dem Partner einen gewissen Freiraum zu lassen, denn die Tendenz ist, daß mit zunehmendem Alter auch in einer guten Ehe jeder ein paar Stunden mal allein sein möchte.
Und deshalb ist das Kuscheln so schön, vor allem, wenn man zwei Schlafzimmer hat. Da muß man doch wissen, wie die Nacht war. Gut geschlafen, wenig geschlafen, wie oft aufgestanden, Schmerzen gehabt, noch nachts Tabletten oder Tropfen genommen?
Wer morgens kuschelt, der wirft sich nicht wenige Stunden später Grobheiten an den Kopf; die ganze Basis ist einfach anders.
Im weiteren Bekanntenkreis gibt es auch eine Ehe, in der man zusammenbleiben will, trotz großer Unterschiede, auch der beiden Kinder wegen.
Eine lebenslustige Frau, ein Mann, der schon etwas müde geworden ist, die Kinder aus dem Haus – aber sie bleiben zusammen und achten sich gegenseitig.
Ein anderer Fall: Eine Frau, die mit der Freundin oft in Urlaub fährt, die Scheidung erzwingt, die Ehe der Freundin bleibt bestehen, ihr Mann vegetiert dahin, kann die Scheidung nicht verkraften, achtet nicht auf seine Gesundheit und hat ein ziemlich schreckliches Ende.

Haben sie alle zu wenig gekuschelt?
»Ich bin immer noch da«, sagte mir jedesmal ein Bekannter, wenn er zufällig am Telefon war, nach seiner Pensionierung. Das ging fast 20 Jahre so, er hatte sich wohl selbst zu früh aufgegeben und von allem abgewandt. Nie hatte er gedacht, daß er so alt werden würde. »Er streicht mir manchmal über das Haar«, sagte seine Frau. Und – »kuschelt ihr mal?« fragte ich sie. »Eigentlich nicht.« – Schade, denn jetzt ist es zu spät.
Kann man das lernen? Vielleicht sollte man das auch wollen – oder wenigstens versuchen. Das muß man nicht von den Eltern gesehen haben oder in der Familie.
Früher waren Zärtlichkeiten nach außen seltener als heute. Meine Eltern händchenhaltend in der Stadt, das könnte ich mir nicht vorstellen, während wir das jetzt häufig sehen und uns darüber freuen.
»Die Chemie muß stimmen«, das sagte oft Alt-Bundeskanzler Helmut Kohl, und es ist schon zum geflügelten Wort geworden, wenn einer kundtun will, daß er mit jemand gut auskommt. Im Normalfall muß die Chemie schon beim Kennenlernen stimmen. Wie weit sich das im Alter noch feststellen läßt, das muß sich jeder selbst fragen.
Ob Ehepaare nach langem Zusammenleben ähnlich werden? Wäre mal interessant, das zu untersuchen. Eine Freundin mit rötlichem Haar wird von ihrem Mann »Goldchen« genannt, und sie sagt zu ihm

auch »Goldchen«, obwohl er gar keine Haare mehr hat.
Kuscheln heißt auch lieb sein, beschützen wollen, Zutrauen haben, für den anderen da sein, helfen, den guten Willen haben.
Sind Sie die zweite Ehefrau? Oft wird die Verflossene idealisiert, hochgelobt. Da sieht er nur das gewesene Positive, vergißt total das Negative, das sicher auch da war. Zieht er Vergleiche? Umgekehrt kann das genauso sein. – Besser: Schlußstrich darunter – und ein neuer Anfang.
Wer toleriert wessen Angewohnheiten? Am besten ist es, darüber zu sprechen. Beobachtet habe ich, daß es bei Ehepaaren wochenlang geht – aber dann fliegen die Untertassen bzw. die Türen. Es scheint, als ob es nicht nur Quartalstrinker, sondern auch Quartalsstreiter gibt.
Es hilft nur, mit den Schwächen des anderen umgehen zu lernen, denn der nächste Mann, die nächste Frau sind nur beim Kennenlernen besser. Der Alltag ist anders als die Ferienzeit in Hochstimmung, und an die alten »Maröttchen« hat man sich so ziemlich gewöhnt; wer weiß, wie es mit den neuen wird, die sind dann vielleicht Marotten.
Mit Vera Kálmán sprach ich mal im Parkhotel in Frankfurt über das Thema Streitigkeiten und Zerwürfnisse, schließlich hat sie sich von Emmerich Kálmán scheiden lassen, den Roland de la Croix in Reno geheiratet, der bei einem Flugzeugabsturz

ums Leben kam – aber das große Herz von Emmerich Kálmán siegte, sie heirateten ein zweites Mal in New York.
Zu dem Interview war sie im Kleid von Valentino mit Ozelotdruck gekommen, den berühmten Kronenzobelmantel über dem Arm und die Zobelkappe in die blonden Locken gedrückt. Sie zeigte mir am linken Fußgelenk das Goldkettchen mit kleinem Herz, das sie von Erich Maria Remarque bekommen hatte, der ihr mal viel bedeutete.
Die fünfreihige Perlenkette war sicher imitiert, denn ihr ganzer Schmuck liegt in einem Safe in der Schweiz, er ist Millionen Dollar wert. »Er kostet nur Geld, weil er versichert ist«, stöhnte sie.
1914 in St. Petersburg geboren und mit dem 32 Jahre älteren Emmerich Kálmán aus Ungarn zweimal verheiratet, interessierte mich: »Gab es da nicht Temperamentsausbrüche, Streitigkeiten wegen Vergnügen und Luxus, sowie Zerwürfnisse?«
»Natürlich«, erzählte sie, »besonders bei dem großen Altersunterschied«; aber Franz Léhar, der ihre Nöte verstand, sagte zu »Imre«, wie sie ihren Mann nannte: »Halt die Zügel nicht so straff bei ihr, laß sie tanzen, sie ist noch jung.«
Die kluge Antwort darauf von Emmerich Kálmán war: »Man kann im Leben nicht alles haben!«
»Blieb bei diesen Auseinandersetzungen nicht etwas zurück, konnte man das alles vergessen?« hakte ich nach.

Jetzt mischte sich auch ihre Freundin, Margarete Zander, ein, die ihr auch bei der Aufzeichnung der Erinnerungen »Die Welt ist mein Zuhause« geholfen hatte: »Wissen Sie, das ist bei Russen und vor allem bei Ungarn ganz etwas anderes. Das ist eben Temperament, eine Momentsache, wie ein reinigendes Gewitter. Danach ist alles wieder total vergessen.«
Und wenn im Fernsehen bei uns geküßt wird, wie es im Titel heißt, dann eben auch küssen, so ganz aus Spaß. Das ist doch viel netter, als über Nichtigkeiten zu streiten – es ist von mir nur lustig gemeint.
Sie wissen ja, das Altwerden ist keine spaßige Sache, aber das Lachen sollte dabei keiner verlernen.
Oft ist die Lebenserfahrung unserer Großmütter auch heute noch gültig. So erzählte die Omi meiner Freundin, die früher in Preußisch-Holland in Ostpreußen lebte, ihr diese Geschichte:
Auch in einer guten Ehe reißt mal das Band der Liebe, das eine Ehe zusammenhält. Bei der anschließenden Versöhnung wird zwar das Band wieder geknotet – aber die Knoten drücken; deshalb sollte jeder sehen, daß es so wenig wie möglich von diesen drückenden Knoten in der Ehe gibt.

9 Die lieben Nachbarn

»Von Ihnen hören wir nur das Klappern der Zahnputzgläser.«
Das war der erste Annäherungsversuch - und ein Lob unserer Nachbarn in Düsseldorf, die unter uns wohnten. Es war ein Neubau, so daß wir alle beim Punkt Null anfingen, was Nachbarschaft anbetraf.
Wir waren beide berufstätig, da war nicht viel Zeit, um Krach zu machen, was uns sowieso nicht lag.
Das neue Farbfernsehgerät unseres Nachbarn, eines der ersten Geräte in Düsseldorf, war der zweite Kontakt. Ob wir mal runterkommen wollten und es uns ansehen? Beide waren ein Stück älter als wir; er pensionierter Filmkaufmann, der spannend erzählen konnte: von Heinz Rühmann, Willy Birgel und vielen Filmstars der damaligen Zeit, von denen er Mappen mit großen Fotos und Widmungen hatte.
Eiskunstpaarlaufen war die Attraktion im Fernsehen, und sie liefen alle so gut, daß wir nie verstanden, wie die Schiedsrichter punkteten.
Dann war die Kocherei ein Gesprächsthema. Von unserem Nachbarn, er war Holländer, lernte ich: Alles möglichst »nature« - er sprach es französisch

aus – das habe ich mir bis heute gemerkt, denn ein feiner Eigengeschmack des Gerichtes kann durch zu viele Gewürze zugedeckt und verfälscht werden.
Das Ehepaar neben uns war in unserem Alter. Mein Friseur – das ist für mich immer eine Sorge nach Umzügen. Ich bekam die Adresse ihres Salons in der Stadt, und zu ihrer Friseuse bin ich dann 22 Jahre lang gegangen!
Inzwischen waren in beiden Parterrewohnungen Kinder angekommen, und beim nachbarlichen Hin und Her passierte es öfters, daß die Wohnungstür zufiel und der Schlüssel drin war. Hier lernte ich: Die Deckplatte des Schlosses abschrauben und mit einer Flachzange die Tür öffnen, wenn nicht herumgeschlossen war.
Die jüngste Tochter der Nachbarin zur Rechten, so zwei Jahre alt, ließ mich immer links liegen – blinzelte mich nur mal so um die Ecke an. Ich tat, als wenn sie Luft für mich wäre, bis sie anfing, mit mir zu schäkern, um auf sich aufmerksam zu machen.
Die Nachbarin zur Linken hatte zwei Söhne. Einmal rief der Ältere, als er seinen kleinen Bruder suchen sollte: »Mein Bruder ist vom Erdboden verschluckt«, worüber wir uns köstlich amüsierten. Wir hatten mit der Familie noch lange Kontakt, und ich besuchte sie viel später in ihrem Haus in Kaarst. Er war unter anderem Rallyefahrer, auch schon mal Rallye-Crossfahrer, Paris–Dakar. Als er mich einmal in die Stadt mitnahm, fuhr er nur in der Mitte der Straße, alle

Autos wichen aus, ich bin noch nie so schnell ins Zentrum gekommen.
Sogar unseren gut erhaltenen Volkswagen haben wir im Haus verkauft, und da wir gerade mit diesem Ehepaar noch heute telefonieren, scheint es kein schlechtes Geschäft gewesen zu sein.
Kurz danach passierte ein schreckliches Unglück. Die beiden waren in seiner Heimatstadt Bremerhaven und hörten nicht die Güterwagen beim Rangieren, als sie an der Kolumbuskaje die Ankunft der »Europa« sehen wollten. Unsere Nachbarin verlor ein Bein bei dem Unfall, und ihre Mutter wurde tödlich verletzt.
Nach ein paar Monaten kam sie mit ihrer Prothese gut zurecht, sie trug nur noch Hosen, daß man kaum etwas merkte. Wir haben sie sehr bewundert!
In diesem Achtfamilienhaus haben die meisten so zehn Jahre gewohnt. Jung und alt, mit Kindern, ohne daß es jemals Probleme im Zusammenleben gegeben hat.
Bei einem Urlaub auf Djerba lernten wir ein Luxemburger Ehepaar kennen; da war schon die Rede davon, daß wir nach Luxemburg gehen werden. Bei einem Aperitif vor dem Abendessen saßen wir in der Halle zusammen, sie lachte herzhaft, beugte sich zurück - und ihre Perücke lag auf dem Boden! Mit einem Griff hatte sie das Haarteil, mit dem zweiten Griff war es wieder an Ort und Stelle - jetzt lachten wir - zum Glück - alle.

Sie hat mir in der ersten Zeit in Luxemburg sehr geholfen. Die Adressen von Ärzten, des Friseurs, vom Bäcker und Fleischer waren uns wichtig.
Ihr Mann buchte gerne die Teilstrecken auf der »Europa«, so von Madeira zurück, vom Mittelmeer zurück, oder die Kurzreisen nach Norwegen. Es war großzügig von ihr, ihm das zu gönnen, für beide wäre es wohl zu teuer gewesen. Als ich sie Jahre später traf, meinte sie: »Diese sechs Jahre nach der Pensionierung meines Mannes, das war unsere schönste Zeit.«
Nach unserer Djerbareise ging es auf Wohnungssuche in Luxemburg.
An einem Sonntag hatten wir, aus Düsseldorf kommend, einen Termin, um uns unsere zukünftige Heimstatt anzusehen – aber keiner war da! Man hatte uns umsonst bestellt. Da kam eine junge Frau, die in dem kleinen Geschäft des Hauses gerade ihre Baguettes abgeholt hatte, und ich sprach sie an, erzählte von unserem Mißgeschick. Sie sah uns von oben bis unten an (über diesen Blick haben wir noch Jahre später gelacht) und entschloß sich, uns ihre Wohnung zu zeigen, die fast gleich mit unserer war. Da das Ehepaar auch gerade eingezogen war, sah es noch ein bißchen nach Umzug aus; gerade deshalb habe ich es ihr hoch angerechnet, uns fremden Deutschen (!) zu helfen.
Es wurde in den acht Jahren eine sehr nette Bekanntschaft. Auch in diesen beiden hatten wir an-

fangs Hilfe, und zu den Feiertagen telefonieren wir noch heute.
Dieses Terrassenhochhaus mit 13 Stockwerken, fünf Eingängen mit je 50 Wohnungen, hatte schon mal seine Probleme; obwohl so ein Hochhaus wesentlich besser isoliert ist als ein normales Wohnhaus, und die großen Wohnungen, innen mit viel Glas, sehr schön waren.
»Like a goldfish«, kam sich eine Amerikanerin vor, die mich besuchte.
Über uns wurde wieder mal eine Party gefeiert. Ich rief nachts an, doch der Wohnungsinhaber konnte mich nicht verstehen. Er sagte: »Die Musik ist zu laut!«
»Ja«, sagte ich, »deswegen rufe ich an.«
Nach einer weiteren schlaflosen Stunde zog ich mir meinen Morgenmantel über und ging nach oben. Die Tür stand offen, ich marschierte hinein, und so 60 (!) Menschen tanzten im Wohnzimmer zu lauter Musik. Mein erster Gedanke war, hoffentlich stimmt die Statik in diesem Haus, daß die Zimmerdecken das aushalten. Mit meinem Morgenrock fiel ich bei dieser Turbulenz überhaupt nicht auf – hatte aber wohl das Ende der Party erwischt.
Dafür war eine ganz liebe Engländerin meine Flurnachbarin. Dieses große Haus war ja ein Sammelsurium von Nationalitäten und Berufen. Wenn wir früh im Fahrstuhl nach unten fuhren, wußten wir nicht, sollten wir hallo, bon jour oder guten Tag sagen.

Es tat uns leid, daß unsere Engländerin ganz plötzlich zurück nach England mußte und sie die Wohnung mit viel Verlust verkaufte.
Andere Nachbarn gab es dann in Bayern. Wegen der großen Terrasse und des Gartens nahmen wir die Parterrewohnung. Eine alleinstehende Dame mit Sohn sollte die Wohnung über uns bekommen, mit der wir später sogar befreundet waren. Ich schreibe »sollte«.
Es zog ein junges Ehepaar ein, von dem wir beim ersten Kennenlernen gleich zu hören bekamen: »Also, wir werden Ihnen dann auf dem Kopf herumtrampeln!« Das war zwar ungeschickt - aber spaßig gemeint. Sie waren auch nicht besonders laut, wollten sich aber immer durchsetzen.
Die Waschmaschinen standen im Keller, der auch Trockenraum war, und bei ihrer Wäsche stand die Waschküchentür grundsätzlich offen, und das ganze Treppenhaus roch stundenlang nach Wäsche. Bevor sie verreisten, wollten sie ihre Blumen auf dem Balkon zwei Wochen im voraus gießen, und das Wasser lief nur so über unsere Markise und uns.
»Das ist doch bloß Wasser«, riefen sie von oben herunter - keine Entschuldigung. Die Erde nahm beim Umtopfen denselben Weg, ich mußte sie oft auffegen. Da haben wir uns schon mal unserer Haut gewehrt, bevor wir nach fünf Jahren umzogen.
Dann lernte ich, daß es eine Überempfindlichkeit, eine Art Phobie, eine krankhafte Angst gibt gegen

Menschen, die über einem wohnen. So etwas erlebten wir zwei Jahre lang im Nebenhaus. Das kann sich zu extremsten Dingen steigern. Von total unmöglichen Behauptungen und nicht beweisbaren Beschuldigungen, von Telefonanrufen morgens um sechs Uhr an Feiertagen, bis zur Hypothese, ein Auto soll an einem Kapitalverbrechen beteiligt gewesen sein!

Die Nachbarn taten uns leid, die das erdulden mußten; nur, daß die anderen Mitbewohner Jahre brauchten, um die Situation richtig zu erkennen, hat uns gewundert.

Die Frau zog aus, als sich die Polizei für den Fall interessierte, und alle ringsherum waren erstaunt, daß nun jahrelang Ruhe herrschte.

Ein entflogener Sittich wirbelte unsere ganze Nachbarschaft durcheinander. Dieser »Fridolin«, wie wir ihn tauften, war aber auch zu hübsch. Hellrotes Köpfchen, blaues Gefieder mit einem langen Schwanz; ein kleiner Exote.

»Iah, iah«, war sein klagender Ruf, wenn er auf unserem Balkon saß; aber wie sollten wir ihm helfen? Wir telefonierten kreuz und quer herum, jeder wußte noch eine andere Adresse, wo der Vogel hingehören könnte. Alle hatten ihn gehört und gesehen, in der Zeitung nach einer Annonce des Besitzers Ausschau gehalten – bisher ohne Erfolg.

Es entwickelten sich ganz liebe Gespräche. Ja, man hatte über den und den schon voneinander gehört.

Ach, diese alte Dame war nicht Mitte 80, sondern schon fast Mitte 90 – madre mia! Es war unsere »Literaturbekanntschaft«. Thomas Mann, den sie von der Schweiz her von früher kannte, und dessen gesammelte Werke sie besaß, war monatelang unser Thema; für sie beim Tee, für uns beim Kaffee. Sie kam gerne zu uns, ließ sich mit einem Glas Rotwein ein bißchen verwöhnen und brachte uns ausgeschnittene Zeitungsartikel über Thomas Mann mit und das nächste Buch von ihm.
Es war eine Zeit mit bereichernden Gesprächen, die sich in der Nachbarschaft herumgesprochen hatten.
Bei all diesen Telefonaten wegen des Exoten »Fridolin« war untereinander soviel Hilfsbereitschaft, soviel Verständnis auch füreinander da, daß wir, egal wie es mit dem kleinen Vogel auch ausging, neue Gesprächspartner gefunden hatten.
Fazit: Das Bedürfnis zu einem ehrlichen Gespräch ist doch sehr groß.
Jeder hatte Zeit, den ich anrief, erkundigte sich nach anderen Nachbarn; wir merkten, daß wir hier nicht alleine sind. Es war eine ganz positive Erfahrung, die wir in Sachen Nachbarschaft machten.
Zum Schluß dieses Kapitels noch etwas, das mit der englischen Königin zu tun hat.
Die Queen war in Düsseldorf und sollte mit einem Schiff den Rhein hinunterfahren, bis Duisburg. Unsere Nachbarin, auch in einer Wohnung in Wittlaer direkt am Rhein, hatte die Idee, zu diesem außerge-

wöhnlichen Ereignis ein paar Bekannte zum Zuschauen und danach zum Kaffee mit Erdbeertorte einzuladen.
Es war Mai oder Juni und die Zeit der ersten einheimischen Erdbeeren. Majestät hatte Verspätung - wir warteten und warteten. Doch, da kam sie. In einem großen Pulk von Schiffen glaubten wir, das Schiff mit der Königin gesehen zu haben.
Inzwischen war unser Kaffeedurst groß. Fast gleichzeitig bissen wir alle in unser Stück Erdbeertorte - und erstarrten. Dieser Moment hätte im Foto festgehalten werden müssen - es wäre das Foto des Jahres geworden.
Irgendeiner merkte es zuerst: Die Torte war statt mit Zucker mit Salz gebacken worden! Auch als wir probierten, nur die Erdbeeren zu essen - es ging einfach nicht. Ein paar Kekse taten es dann auch, und die gute Laune ließen wir uns deswegen nicht verderben.
Die Lehre daraus für mich war: In meinem Salzbehälter liegt ein kleiner roter Plastiklöffel, im Zukker nichts.

10 Versuchen, ausgeglichen zu sein

Fräulein Dieken, sie hieß natürlich anders, war mit ihrer Ausgeglichenheit etwas ganz Besonderes.
Wir sagten damals noch »Fräulein«, trotzdem sie so um die 60 war. Im Büro war sie morgens die erste, abends die letzte, und den ganzen Tag über trippelte sie mit der gleichen Geschwindigkeit – und auch noch mit einem Lächeln – durch die Räume.
Zunächst war sie Chefsekretärin unseres Direktors und betreute ihn außerdem mit Kaffeekochen, Blumen und Terminkalender. Gleichzeitig war sie Kreditsachbearbeiterin und hatte damit auch mit uns, dem »Fußvolk«, zu tun. Man merkte es ihr an, daß sie einfach alles gerne tat und rundherum zufrieden war.
Rasten wir bei Monats- und Jahresabschlüssen wie wild durch die Gegend, konnte das ihren Schritt nicht beschleunigen, sie hatte immer die gleiche Geschwindigkeit drauf. Ich glaube, die Ferien waren für sie nur eine unangenehme Unterbrechung der Arbeit.
Der Gedanke an sie hat manchmal meinen Taten-

drang gedämpft, wenn ich mehrere Sachen gleichzeitig tun wollte und es über mir zusammenzuschlagen drohte. Dieses In-sich-Ruhen ist wohl das, was wir alle anstreben.

Das Gegenteil war unser Herr Carow, der immer gleich ausrastete, wie eine offene Selter sprudelte, trotzdem er auch auf die Pensionierung zuging. Er hatte die Angewohnheit, sich mit seinem Bäuchlein an den Schreibtisch zu stellen. Wenn da gerade eine Rechenmaschine stand, kam es vor, daß er die Taste unbewußt herunterdrückte und der Tipstreifen lustig emporhüpfte. Wir kicherten hinter vorgehaltener Hand, und er schimpfte auf uns, vielleicht auch auf sich, daß ihm das wieder mal passiert war.

Nadja Tiller hat zu gewissen Zeiten den Mittwoch zu ihrem Ruhetag erkoren, wenn sie zu Hause in Lugano war. Da blieb sie weitgehend im Bett, pflegte sich, entspannte, ließ sich ein bißchen verwöhnen – und sah dann am nächsten Tag sicherlich ausgeruhter aus. Für Schauspieler ist das Aussehen ihr Kapital, mit dem sie sorgsam umgehen müssen.

Lilli Palmer aß liebend gerne Schokolade, durfte sich aber wegen ihres Gewichtes nicht viel davon leisten. So ließ sie täglich ein Stück Schokolade ganz langsam im Mund zergehen, um diesen köstlichen Schokoladegeschmack möglichst lange zu genießen.

In einem Telefongespräch jammerte eine Bekannte, sie belaste das so, wenn dieses oder jenes kommen könnte! Sie hatte wohl ein seelisches Tief. Wenn man sich über alles, was geschehen könnte, das Gehirn zermartern sollte, dann kann man überhaupt keinen fröhlichen Gedanken mehr haben.

Natürlich muß man mit Tatsachen fertig werden – aber sich nicht schon vorher verrückt machen lassen.

Schimpfen wollte ich nicht, darum sagte ich etwas robust: »Wirf diese schrecklichen Gedanken aus deinem Kopf, schmeiß sie raus!« Ein Lachen am anderen Ende der Leitung, der Bann war gebrochen und mein telefonisches Gegenüber erleichtert.

Die älteste Tochter von Freunden war nach einer Hirnhautentzündung im Kindesalter etwas behindert. Da noch zwei weitere Kinder kamen, wurde Maxi jahrelang ganz liebevoll von der Großmutter betreut. Wir lernten sie so im Alter von Ende 20 kennen, als sie schon im Haus unserer Freunde lebte. Gerne telefonierten wir mit ihr, wenn sie gerade am Apparat war, weil sie oft so putzige Sachen erzählte. Jeder war bemüht, besonders lieb zu ihr zu sein, und es war rührend, wie unsere Freunde von ihr erzählten, wie Maxi alle verblüffte mit ganz intelligenten und komischen Dingen, die sogar aufgeschrieben wurden.

Ihr Zustand war sehr ungleichmäßig, so daß sie schon mal in die Stadt gehen konnte und mit dem Taxi zurückkam, mal ging gar nichts. Die beiden gesunden Kinder waren inzwischen verheiratet, und un-

sere Bekannte gab das Haus auf, zog an den Rhein, weil ihr Mann nicht mehr lebte – mit Maxi!
»Da habe ich doch eine Aufgabe«, sagte sie mir. Sie wußte, was sie sich vorgenommen hatte, viel Verzicht, wenig Reisen, aber Maxi war nie in einem Heim gewesen, immer wurde sie von der Familie betreut.
Eine Schulfreundin von mir war als behütetes Einzelkind in einer Beamtenfamilie aufgewachsen und bekam, als sie sehr jung heiratete, drei Kinder in drei Jahren! Dazu wenig Geld, eine kleine Wohnung und jede Menge Arbeit. Es war wie ein Sprung ins kalte Wasser! Aber – Not macht erfinderisch – sie wurschtelte sich so durch. Wenn wir mal zu Besuch waren, lief das kleine Wohnzimmer förmlich über.
Die älteste Tochter, die ich gleich nach der Geburt als Baby sah, heiratete genausofrüh wie ihre Mutter und hatte nur zwei Kinder. Die beiden Söhne folgten mit weiteren Kindern. Ich bewunderte meine Freundin immer, wie sie Kinder, Enkelkinder, Schwiegersöhne und Schwiegertöchter dirigierte.
Die Familienfeiern waren Großereignisse, was die Organisation anbetraf. Das ging nur, weil sie, trotz ihrer Lebhaftigkeit, mit ihrer Ausgeglichenheit der ruhende Pol in der Familie war.
Ihren 75. Geburtstag wollte eine andere Freundin unbedingt feiern, was eine große Ausnahme war.
Wochenlange Überlegungen und Vorbereitungen: Wer wird eingeladen, wer kann kommen, in wel-

chem Lokal soll die Feier stattfinden? Der eine Sohn kam mit Familie, der andere lebte nicht mehr – aber es gab eine Schwiegertochter aus der geschiedenen Ehe des verstorbenen Sohnes mit zwei Kindern. Die inzwischen großen Enkelkinder waren eingeladen, und dann sagte sie mir: »Da bin ich über meinen eigenen Schatten gesprungen und habe auch meine Ex-Schwiegertochter eingeladen.«
Diese Freundin ist eigentlich diejenige, die sich in den letzten Jahren am meisten verändert hat.
Als sie schon mit 50 Jahren plötzlich Witwe wurde, ihr geliebter Mann hatte einen Herzinfarkt, war es ein Schock für sie. Depressionen waren ihr nicht fremd, danach waren sie ganz schlimm, und sie war jahrelang bei Ärzten in Behandlung, die ihr mehr oder weniger helfen konnten. Sie hat sich förmlich am eigenen Schopf emporgezogen. So zehn Jahre lang betreute sie ein kleines Mädchen einer befreundeten Geschäftsfrau, die dann fast wie ihre Tochter war. Der Kontakt zur Jugend war besonders auffällig – sie konnte vermitteln, ausgleichen und gut zuhören. Ganz stolz schrieb sie mir nach dem Geburtstag, daß viel mehr junge Leute bei ihr waren als ältere!
Daß ich die Königin Noor, Frau des verstorbenen Königs Hussein von Jordanien, in diesen Kreis der Menschen aufnehme, die so ausgeglichen und stark sind, daß sie zum Schlichten und Kompromisse-Suchen bereit sind, wird Sie etwas verwundern.

Das Leben von Königlichen Hoheiten ist sicher immer besonders interessant und vielseitig, das können wir regelmäßig in den Zeitschriften verfolgen.
Die Schattenseiten werden dabei oft vergessen. So hat der verstorbene König Hussein 25 Attentatsversuche überlebt, mehrere schwere Operationen überstehen müssen, und seine Frau zitterte immer um ihn, wie sie mir bei meinem Interview für die »Welt am Sonntag« sagte.
Wie kommt man zu einem Interview mit Königin Noor im Al-Nadwah-Palast in Amman? Eine gute Frage! – Eigentlich überhaupt nicht – oder nur mit etwas Glück. Wie es Ephraim Kishon so passend sagt: »Ohne Glück gibt's keinen Erfolg.«
Meine spanische Freundin Lolin, sie war auch mal unsere Nachbarin, bildete in Amman als Supervisor Stewardessen für die Royal Jordanian Airline aus; da lag der Gedanke an ein Gespräch mit der Königin nahe.
Lolin schaffte es nicht und verwies mich an die deutsche Botschaft, und der Zufall wollte es, daß eine deutsche Konzertwoche in Amman gerade vorbereitet wurde!
Ein teures Telefonat mit dem deutschen Botschafter – und große Bereitwilligkeit, mir zu helfen. Ja, man würde bei Hofe nachfragen.
Nach dem Okay der Königin lief alles reibungslos. Ich schickte meine Fragen in Englisch an die Botschaft, dazu Kopien von ein paar meiner anderen

Interviews, die dort übersetzt wurden, ein Platz in der Maschine der »Alia« Frankfurt–Amman und zurück wurde kostenlos reserviert, da die 90 Musiker der Bamberger Symphoniker ebenfalls eingeladen waren.
Die ersten Tage im kalten Amman im Dezember, 850 Meter hoch, waren abwechslungsreich mit Einladungen und Ausflügen nach Jerash und hinunter ans Tote Meer, 400 Meter unter dem Meeresspiegel, wo es wenigstens warm war; aber nachmittags um vier Uhr war es dunkel – dafür morgens um sechs Uhr hell!
Die deutsche Konzertwoche war vorbei, ich hatte die Königin mehrmals gesehen, sie weihte auch das Theater ein, doch die Bamberger Symphoniker reisten ab, ich winkte mit feuchten Augen dem Bus nach – bloß mein Interview hatte ich nicht.
Im Hotel waren alle informiert, daß ich wartete, von der Telefonistin bis zur Rezeption. Zehn Tage wartete ich im Hotelzimmer, aß wenig, weil ich kein Geld hatte, das Telefonieren war mit Handvermittlung auch teuer, und mein Mann wusch schon zu Hause seine Strümpfe – mit einem Weichspülmittel, weil es so gut roch!
Doch meine Ausdauer lohnte sich, ich bekam einen Termin.
Der deutsche Botschafter schickte seinen Dienstwagen mit jordanischem Chauffeur, der uns durch diverse Sicherheitskontrollen kutschierte. Dr. Adwan,

der königliche Sekretär, führte mich zunächst durch die unteren Räume des Palastes; alles fein abgestimmt in hellem Beige, Rot und Blau, den Lieblingsfarben der Hausherrin. Auf Ecktischen Fotos von Staatsoberhäuptern, und dann kam Königin Noor, leichtfüßig auf schwarzen Ballerinenschuhen, im hellroten Kleid von Givenchy, das genau zum Rot der Inneneinrichtung paßte.

Als sie nach ihrer Heirat, am 15. Juni 1978, als vierte Frau von König Hussein nach Jordanien kam, fand sie »mehrere Sorten« Kinder vor, besonders aber die Liebe des Volkes zu ihrer Vorgängerin, der Palästinenserin Königin Alia, die mit dem Hubschrauber tödlich verunglückt war.

Als junge, studierte und moderne Amerikanerin nun als »Queen« in ein arabisches Land zu kommen, das verlangte ihre ganze Intelligenz, um mit Taktgefühl und Selbstsicherheit das Gleichgewicht zu wahren und mit ihrer Persönlichkeit ein Gegengewicht zu bilden, was ihr nur so nach und nach gelang.

»Als Kind fand ich in den USA mein arabisches Blut sehr interessant«, erzählte sie mir lachend.

Sie ist ein gelungener westöstlicher Cocktail! Der Großvater besaß im Libanon eine Kunstgalerie und emigrierte in die USA. Er stammte aus Aleppo, arabisch Halab – daher auch der Mädchenname: Lisa Halaby, geboren 23. August 1951.

Und kaum jemand weiß, daß ihre Mutter aus Schweden stammt. Sie beugte sich ein wenig vor und teilte ihr blondes Haar. »Sehen Sie«, sagte sie zu mir, »da sind auch schwarze Strähnen drin. Der Rest ist von meiner Mutter. Von ihr habe ich auch meine blauen Augen.«

Obwohl ihr Lieblingsschmuck die Ohrringe sind, bedeutet ihr der schlichte Trauring am meisten. »Mein Mann und ich«, sagte sie ganz unkompliziert – vor deutschen Fernsehkameras nur »his Majesty« –, »können uns glücklicherweise zu Hause wie ein normales Ehepaar unterhalten.«

Was schätzt sie besonders am König? fragte ich.

»Das unendliche Mitgefühl, das er allen entgegenbringt, die er trifft. Das ist mir wirklich zum ersten Male begegnet. Ferner sind wir beide nicht ängstlich, das würde mich hindern, außerdem ist der tiefe Glaube in der arabischen Welt begründet. Man ist endgültig in sein Schicksal bestimmt.«

Wir unterhielten uns schon eine gute Stunde, ihr Arbeitspensum für ihr Land ist enorm, da sagte sie amüsiert: »Sie haben so viele Fragen, aber bei Ihnen sind sie da, um den Hintergrund zu klären, die Leser sollen auch mitdenken.«

Hatte ich recht, Königin Noor in dieses Kapitel zu nehmen?

Schneller als sie es gedacht hatte, ist Königin Noor Witwe geworden. Doch mit ihrer langjährigen Arbeit an verschiedenen sozialen Projekten bleibt sie dem jordanischen Volk verbunden. Auch als Schirmherrin der Stiftung »König Hussein von Jordanien«

hält sie die Erinnerung an diesen außergewöhnlichen Menschen wach.
Im nächsten Teil berichte ich über Schlafgewohnheiten, und ich frage mich immer wieder: Soll ich versuchen, meinen Bekannten bei ihren Schlafproblemen zu helfen – oder nicht? Kann ich ihnen überhaupt helfen? Ich glaube, das muß jeder für sich versuchen zu ändern und durchzustehen.

11 Der Schlaf und der Morgen- und Abendmensch

Es ist wie bei den Königskindern, die nicht zusammenkommen konnten! – Das sind meine beiden ehemaligen Nachbarinnen, die alleine leben, Platz haben, um den anderen für ein paar Tage aufzunehmen, auch die Zeit, das zu tun, und die sich gut verstehen. Nur – sie können nicht zusammen wohnen!
Die Rita aus Köln ist auch mit 76 Jahren noch eine große Sportlerin. Im Sommer trifft sie sich täglich morgens im Schwimmbad mit ein paar Freundinnen, Fahrradfahren ist auch jeden Tag dran, dazu lange Spaziergänge und jede Woche Sauna. Danach müßte sie eigentlich schlafen wie ein Bär – doch das ist ihr Problem. Sie schläft schlecht, oder sie hat ihre Schlaferei schlecht im Griff.
Morgens ist sie um fünf Uhr wach und macht sich ihr Frühstück meistens schon um sechs Uhr. Wenn sie sich dann noch sportlich betätigt hat, ist sie gegen Abend müde, und es kommt vor, wenn ich um fünf oder sechs Uhr abends anrufe, daß sie im Bett eingeschlafen ist. Ja, das Bett!

Durch die lange Krankheit ihres Mannes fühlt sie sich nur in ihrem Zimmer richtig wohl und heimisch – und eben im Bett, das ihr »Kuschelpartner« ist, wie ich scherzhaft sage. Alles findet im Bett statt: Fernsehen, Lesen und vor allem Telefonieren.
Deswegen ist sie ausgeruht, wenn um zehn bis elf Uhr abends Schlafenszeit ist – und sie schläft schlecht, ist dann natürlich zwischen fünf und sechs Uhr wieder wach.
»Das sind die Gene«, sagt sie. Es stimmt, denn jeder hat so eine Art Schlafrhythmus mitbekommen – doch alle sollten auch wissen: Das Bett ist nur zum Schlafen da!
So sage ich es ihr immer am Telefon – leider ohne Erfolg. Wenn sie mal bei uns ist, besorge ich ihr ein Zimmer in der Nähe – aber auch im Sommer hält sie es nicht länger als bis acht Uhr abends bei uns aus.
Probiert hat sie alles: Mit Schlaftabletten, dann ohne, mit Rotwein, der ja, nach Wilhelm Busch, nicht nur für ältere Knaben gut ist; doch ihr Hauptproblem, erst um elf Uhr abends ins Bett zu gehen und bis sechs oder sieben Uhr morgens liegenzubleiben, das schafft sie nicht; dabei hat sie einen starken Willen. Im vorigen Jahr ist sie an einem Tag 50 Kilometer mit dem Fahrrad gefahren, und ich sagte ihr, wer das will, der schafft es auch, seine Schlafgewohnheiten etwas umzustellen.

Bei der Lore aus Stuttgart ist es umgekehrt; sie wird erst abends richtig munter. Wenn sie um Mitternacht mit dem Hund Gassi geht, bemüht sie sich, leise zu sein, um keinen im Haus zu stören – aber ins Bett findet sie oft erst um zwei Uhr.
Die schönsten Fernsehprogramme sind sowieso spät abends. Wir alle müssen uns ja meistens zu diesen Programmen »hochdienen«. Da braucht sie keinen Videorecorder, das bekommt sie alles direkt mit.
Zum Glück ist der Dackel an diesen Tagesablauf gewöhnt. Es ist der frechste und netteste Dackel im Umkreis, sagt der Tierarzt.
Frühstück gibt es bei ihr erst am späten Vormittag, und auch am Nachmittag ist noch ein Stündchen Ruhe vorgesehen. Dann ist sie am Abend putzmunter!
Wie sollen die beiden zusammen wohnen? Wenn sie es mal probieren, dann sind beide nach drei Tagen fix und fertig! So wird eben stundenlang telefoniert, und der lachende Dritte ist die Telefongesellschaft!
Daß ältere Menschen weniger Schlaf brauchen, scheint mir nicht zu stimmen. Für uns ist doch alles mühevoller, strengt mehr an, und auch die Kräfte lassen nach. Ich finde, wir brauchen mehr Ruhe und meistens auch mehr Schlaf.
Und wie kommen ältere Künstler auf Tournee, auch Vertreter und Reisende im gehobenen Alter zu-

recht, die jeden Tag im Hotel ein anderes Bett vorfinden? Für mich wäre das eine Katastrophe!
Jedenfalls brauchten wir nicht ein neues Hotel, sondern neue Matratzen. In einem Düsseldorfer Bettenhaus bot man uns an, zwei Matratzen für ein paar Tage nach Hause zu schicken, nachdem wir im Geschäft alle möglichen Systeme ausprobierten – aber nicht ans Ziel kamen.
Der verständnisvolle Direktor, der zufällig vorbeikam, sagte uns, daß tausend Menschen tausend Schlafgewohnheiten haben. Na, das kann ja gut werden, dachte ich.
Auf den neuen Matratzen konnten wir nicht schlafen, sie gingen zurück, es folgten andere – doch es ging wieder nicht. Alles zu hart! Unser »Bettendirektor« hatte Verständnis. »Da muß etwas ganz anderes her«, sagte er uns. Wir bekamen die französischen Matratzen mit den zwei dicken Auflagen – und, o Wonne, wir schliefen wie die Engel! Man fühlt sich beim Umdrehen ganz leicht, sie schwingen etwas und passen sich der Körperform an, sind aber nicht weich.
Der einzige Nachteil ist der Preis. Doch da wir ein Drittel des Lebens im Bett verbringen und – klugerweise – schon den alten Griechen der Schlaf heilig war, sollte dieses Hindernis auch zu überwinden sein.
Unsere Mitbewohner müssen gedacht haben, wir treiben einen schwunghaften Handel mit Matrat-

zen, denn nun wurden noch die Kopf- und Fußteile nachgeliefert. Ich möchte wissen, ob dieser Service heute noch möglich wäre...

In einem Reisebericht über Südfrankreich, wo wir diese Matratzen öfters vorfanden, schrieb ich in der »Welt am Sonntag«: »Die Franzosen verstehen etwas vom Schlafen. Warum gibt es bei uns in Hotels bloß immer Betten mit Lattenrosten? Wenn ich die sehe, tut mir schon der Rücken weh. Man ist doch kein Fakir! Und dann haben die meisten Doppelbetten durchgehende Kopf- und Fußteile, so daß man sie nicht ein wenig auseinanderrücken kann.

Es gibt Hotelketten, die überall diese herrlichen, überbreiten Einzelbetten haben, und im Hotel ›Traube‹ in Tonbach/Schwarzwald ist der Neubau auch mit den französischen Betten ausgestattet worden.«

Ich weiß, daß viele Menschen gerne hart schlafen. Die sind zufrieden; für die anderen einen Rat: Sich unter das Laken ein bis zwei Decken legen lassen.

Hilft bei Ihnen Schäfchenzählen, wenn Sie nachts wach liegen? In Schlaflabors werden die Patienten unter ärztlicher Aufsicht so lange wach gehalten, bis sie einschlafen.

Wenn man von den Schlaftabletten loskommen will – oder muß –, sollte man sich auf eine Woche leicht oder schlecht schlafen einstellen, denn starke Schlaftabletten sind wie Kokain vom Arzt, sagte uns unser Doktor! Den Mittagsschlaf muß man sich

dann unbedingt verkneifen. Oder Sie probieren es mit Baldriantropfen oder ähnlichem.
Stört Sie auch der Vollmond? Das müssen Sie einkalkulieren und unbedingt dunkel schlafen. Wenn ich im Film sehe: Die Sonne küßt den Schläfer wach, dann ist das wohl wenig realistisch und nur für ein paar Extremfälle möglich.
Am schlimmsten sind: jahrelang Schlaftabletten, Alkohol und möglichst noch Zigaretten! Wer ein bißchen genauer beobachtet, wird diese Fälle bei älteren Menschen in seiner Umgebung finden, denn die Veränderung der Psyche geht ganz allmählich vor sich, und der Betroffene merkt es nicht. Wenn man bedenkt, daß man lange ohne Essen auskommen kann, nur mit Trinken – aber nicht lange ohne Schlaf, dann sieht man erst, wie wichtig er ist.
In der Zeitung steht oft, ein Gläschen Wein ist gut, um besser einschlafen zu können. Sicher, zuerst jeden Abend ein Gläschen, dann noch ein Schlückchen hinterher, das tut ja so gut – und so geht es weiter.
Wir beobachten das schon jahrelang, wie sich Menschen mit Alkohol, Schlaftabletten und Rauchen verändern.
»Ich war auch verreist«, hörten wir nach einem Urlaub. »Ich war fünf Tage im ›Ritz‹ in Paris.« Und später: »Wir wohnten in München immer in den ›Vier Jahreszeiten‹.« Durch Zufall erfuhren wir, daß es

nicht stimmte. Dann: »Mein Mann wurde von Alfred Krupp jedesmal persönlich eingeladen.« Auch hier wurde geschwindelt. – Schwer zu unterscheiden, was denn nun stimmt, denn 99 Prozent entsprechen der Wahrheit.

Da es aber in der Pädagogik heißt, man kann nur das aus einem Menschen herausholen, was drin ist, dürfte die Folgerung zu ziehen sein, daß der Drang zur Übertreibung, zum Flunkern, schon vorhanden war.

Sollten junge Leute nicht auch mal ihre Schlafgewohnheiten, ihren Schlafrhythmus vor der Ehe ausprobieren? So könnte manche Scheidung vermieden werden, denn Streitigkeiten gibt es meistens um Kleinigkeiten. Wer schläft kalt, wer warm? Fenster auf, Fenster zu, und hell oder dunkel schlafen? Bei großen Unterschieden gleich das zweite Schlafzimmer einprogrammieren, und sei es noch so klein.

Unterschiedliche Auffassungen, z. B. in der Literatur – einer liebt Goethe, der andere Courths-Mahler – sind leichter unter einen Hut zu bringen, als zu verschiedene Schlafgewohnheiten in einem Schlafzimmer!

In Hotels werden Betten »vermietet«, sie sind auch so etwas wie »Schlafburgen«, und in Renate Linsenmeyer, ehemalige Besitzerin des »Breidenbacher Hof« in Düsseldorf, fand ich eine Kennerin, die genau wußte, was Hotelgäste wünschen, weil sie selbst dort arbeitete, aß und schlief. In erster Ehe war sie mit Pierre Jammet, Juniorchef des »Bristol« in Paris, verheiratet und lernte dort auch die französische Seite des Hotellebens kennen.

Seit langem ist sie nun mit Agostino Andreatta verheiratet, ihrer früheren »rechten Hand«, den ich damals kennenlernte. Im »Breidenbacher Hof« wurde eine Gästekartei geführt. Sie erzählte: »Ob Wolldecken oder Roßhaarkissen, statt sechs Handtücher zehn Handtücher, nur Hosenbügel, weiche Matratzen oder ein besonders verdunkeltes Zimmer gewünscht werden, alles wurde notiert.«

Mit den tausend Schlafgewohnheiten scheint es doch zu stimmen.

Und dann zeigte sie mir ihr Hotel; eilte auf dicken Teppichen, den Generalschlüssel in der Hand, wie jeden Tag mit Block und Bleistift, die Gänge entlang. Ich hinterher. In 20 Minuten zeigte sie mir 30 Zimmer. Dann führte sie mir Matratzen aller Härtegrade vor! Setzte sich mit Schwung auf ein abgedecktes Bett. Wippte hoch. Sah unter die Matratze. »Dachte ich es mir doch«, schimpfte sie, »da liegt noch ein Brett drunter.«

Was hat sie für ein Gefühl in ihrer hübschen Kehrseite, dachte ich. Also, raus mit dem Brett, das hinzueilende Mädchen hilft.

Und, wie das Leben so spielt, sagte mir der ehemalige Direktor des Schloßhotels »Bühlerhöhe«, Horst Jüntgen: »Ich erinnere mich an Ihr Interview mit

Renate Linsenmeyer in Düsseldorf, weil ich damals im ›Breidenbacher Hof‹ tätig war.«

Der Schlaf, Schlafgewohnheiten und verschiedene Matratzen sind wichtig: Doch im Alter ohne Schmerzen schlafen zu können, das ist das größte Geschenk!

Ja, diese Matratzen! Es gibt so viele Sorten, wie Latex, Wasserbetten, Federkern und Taschenfederkern, daß das fast schon zur Technik gehört – doch darüber erzähle ich Ihnen etwas auf den nächsten Seiten.

12 Wir Älteren und die Technik

Es sollte ein Geburtstagsgeschenk werden - und als Überraschung ein Videogerät. Wir hatten hin und wieder erzählt, daß wir im Fernsehen etwas aufzeichnen, was zu mitternächtlicher Stunde gesendet wurde. Viel Interessantes gibt es leider sehr spät - oder zwei Sendungen, die wir sehen wollten, überschneiden sich.

Genauso sollte es bei unseren Bekannten sein. Für den Herrn Professor wurde ein hochqualifiziertes Gerät gefunden. Der Chef kam selbst, um es anzuschließen und unsere Freunde einzuweisen. Er kam noch zwei- bis dreimal - der Umgang mit diesem Gerät war schwieriger als erahnt.

Dazu lag das Gerät so tief in einem passenden Schrank unter dem Fernsehapparat, war anthrazitfarben, eben alles zu tief, zu dunkel, zu klein, besonders für etwas beleibte Brillenträger.

Nach einigen Wochen ruhte diese Neuanschaffung still vor sich hin.

Der Zufall wollte es, daß das Bayerische Fernsehen Aufnahmen von einer Alm zwischen Holzkirchen und dem Tegernsee machte. Ein sehr beliebtes Ausflugslokal. Über diese Alm schrieb ich schon, daß für Flachlandtiroler die beste Alm die ist, die man mit dem Auto anfahren kann; so ist sie eben, direkt an der Straße, mit großem Parkplatz. Es war das Stammlokal unserer beiden. Sie waren gerade dort, als einen ganzen Nachmittag lang die Innen- und Außenaufnahmen gedreht wurden. Immer wieder wurden auch Gäste gefilmt, die sich wie die Hauptdarsteller vorkamen.

Uns wurde die Filmerei brühwarm erzählt, und alles wartete gespannt auf die Videokassette, die der Alm versprochen worden war. Nach Wochen bekam die Alm die Kassette, nach weiteren Wochen unsere Bekannten als Leihgabe.

Aus Angst, etwas zu löschen oder kaputtzumachen, weil sie mit ihrem Videogerät nicht zurechtkamen, obwohl das Abspielen einer Kassette noch das kleinere Übel ist, baten sie uns, die Kassette bei uns ansehen zu können.

Warum stellt man nicht die Videogeräte in einen luftigen Schrank über den Fernsehgeräten in Augenhöhe auf? Auch für meinen Mann liegt das Videogerät zu tief, und weil ich mich besser bücken kann, ist das Programmieren und Abspielen der Kassetten seit Jahren meine Aufgabe.

Eine Hilfe bringt das Show-View, bei dem man nur die in der Programmzeitung vorgegebene Zahl eintippen muß, es gehört aber ein Extrateil in den Fernseher.

Dann zu den neueren Faxgeräten. Sie waren uns immer zu teuer, bis, ein paar Wochen vor Weihnachten, ein besonders hübsches weißes Gerät um ein Drittel herabgesetzt wurde. Keine 30 Zentimeter im Quadrat, Telefon, Fax, Anrufbeantworter, Gebührenzähler, alles da drin!

Wir baten, uns jemand zum Anschließen und Einrichten zu schicken - doch Fehlanzeige. Also zogen wir mit unserem Paket nach Hause und hatten schon leichte Schwierigkeiten, es überhaupt erst mal auszupacken. Verschiedene Schnüre, eine Batterie, ein Adapter, alles einzeln. Es stand nun vor uns und sollte eingerichtet werden: das Datum, die Uhrzeit, aus fünf Klingelgeräuschen wählen, das Tonband für den Anrufbeantworter besprechen, sechs Telefonnummern speichern usw.

Es war wieder mal Sonnabend und keiner zu erreichen, den ich hätte fragen können. Da die technischen Dinge bei uns meine Aufgabe sind - mein Vater war Ingenieur, und ich mache das sehr gerne -, mein Mann für die Steuern zuständig ist - auch ist er mehr der Künstler, weil er so gut zeichnet und malt -, setzte ich mir kurz entschlossen meine Brille auf die Nase und studierte die umfangreiche Bedienungsanleitung.

Ganz ausführlich wurde beschrieben, was man mit diesem Gerät alles machen konnte, ich brauchte nur einen Bruchteil davon!

Daran lag es auch, da ich von den vielen Möglichkeiten jeweils nur eine brauchte, daß ich oft etwas verkehrt machte. Ich mußte alles wieder löschen und von vorne anfangen. Doch meine alte Einstellung zu Gebrauchsanweisungen und Formularen heißt: Die sind für Dümmere als mich gemacht; es wäre doch gelacht, wenn ich das nicht hinbekomme. Ich saß nur noch leicht bekleidet vor dem Gerät, und es heißt nicht umsonst, daß der Mensch mit seinen Aufgaben wächst.

Nach Stunden klappte es, ich hatte dabei ein halbes Kilo abgenommen, was ich am nächsten Morgen feststellen konnte.

Ein paar Tage später machte ich ein Exposé über diese Faxgeräte für meinen Redakteur einer Sonntagszeitung fertig, da ich von den so preiswerten Möglichkeiten voll überzeugt war. Ich wußte ja, daß vieles für mich auch neu war und daß es ältere Leser gab, die daran interessiert wären: Keine monatlichen Gebühren extra, das verwunderte die meisten, dann ist ein DIN-A4-Fax in Deutschland oft billiger als eine Postkarte und sofort beim Empfänger. Man kann abends, nachts, sonn- und feiertags die preiswerten Tarife ausnutzen und ist auch für den Faxpartner schnell schriftlich erreichbar.

Mein Redakteur, so Mitte 30, ließ es wochenlang liegen, konnte sich überhaupt nicht vorstellen, daß es jemand gibt, der so etwas nicht kennt. »In jedem

Kaufhaus gibt es das in allen Variationen«, sagte er mir, wenn ich telefonisch nachfragte. Meine Einwände, daß viele, die so fünf bis zehn Jahre aus dem Berufsleben sind, darüber nicht so Bescheid wissen, ließ er nicht gelten.

Ich wußte aber durch Bekannte, daß sehr wenige Ältere eine Ahnung von Faxgeräten mit Anrufbeantworter und Gebührenzähler haben.

Wie recht ich hatte, erfuhr ich letztens. Während unser Kaffeebesuch da war, kam gerade ein Fax aus Mallorca an, wohin wir in die Ferien fliegen wollten. Fasziniert sah unser Besuch das Fax ankommen. Sie wußte, daß es zur gleichen Zeit dort aufgegeben wurde und fragte ganz erstaunt: »Kommt das über Satellit?«

Für diejenigen, die es nicht wissen sollten: Es kommt über die Telefonleitung.

Gerade ältere Menschen haben Angst vor anonymen Anrufen. Da hilft ein Anrufbeantworter, der tagsüber eingeschaltet sein könnte, bis diese Anrufe nachlassen. Alle Freunde und Bekannten werden darüber informiert. Bei einem Anruf läßt man seinen Text abspielen und wartet, wer und ob sich nach dem Pfeifton einer meldet. Dann nimmt man ab oder auch nicht. Das Telefon läßt man so installieren, daß der Stecker vor dem Schlafengehen herausgezogen werden kann, dann hat man nachts Ruhe. Morgens wieder einstecken. Dabei wird keine Leitung blockiert, der Anrufer hört nur das normale Klingeln. Beim Danebenlegen des Hörers, was viele machen, was aber nicht erlaubt ist, wird eine Leitung blockiert! Wer nachts erreichbar sein möchte, muß eben das Telefon angeschlossen lassen. Hat man sein Telefon fest installiert, dann hilft leider nur ein neues Telefon. Es kann nicht umgerüstet werden.

Zur Technik gehört auch die Waschmaschine. Kann Ihr Mann eine Waschmaschine anstellen? Weiß er, was er mit 60 Grad, was nur mit 30 Grad waschen müßte? Wo steht das Feinwaschmittel für die Buntwäsche? Was uns Frauen so selbstverständlich ist, könnte für den, der es nie tat, ein Problem sein. Am besten, er lernt es zunächst unter Ihrer Anleitung, sonst steckt er eventuell seine dunklen Strümpfe zu den weißen Oberhemden!

Was hat sich doch in den letzten 50 Jahren im Haushalt alles so verbessert! Nach dem Krieg mußte ich als »Flüchtlingsstütze« im Haushalt in Itzehoe die Wäsche noch mit einem Holzkohleeisen bügeln.

Dann ist es doch für alle beruhigend zu wissen, daß auch eine Fürstin schon mal Schwierigkeiten mit der Technik hat. Hier meine ich die Fürstin Gina von Liechtenstein im Schloß in Vaduz, die zu den unkompliziertesten Frauen zählte, die ich in meinen 60 Interviews kennenlernte. Leider lebt sie nicht mehr.

Zunächst sollen Sie die Fürstin ein bißchen privat kennenlernen, bevor ich Ihnen die Geschichte mit dem Kochen erzähle.

»Immer die vielen Einladungen«, meinte ich.

»Da paß ich schon a bisserl auf«, gab sie in österreichischem Dialekt zu. Über der Bluse trug sie eine enge, breite Goldkette mit ovalem Stein.

»Ein altes Stück?« fragte ich.

»Ein falsches Stück«, lachte sie. »Es sieht aus wie von Bulgari, aber dann sag ich's doch«, bekennt sie temperamentvoll. Die Fürstin von Liechtenstein mit Modeschmuck, das ist doch interessant!

Mit ihrer Schwiegertochter Marie-Aglae ist sie verwandt. »Ihr Großvater und meine Großmutter waren Geschwister«, erfahre ich. Ein Geburtstagsgeschenk stand an. »Wir nagen noch daran«, war die etwas undefinierbare Antwort. »Was schenken Sie Ihrem Mann?« werde ich gefragt. – »Ich kann fragen, bis es mir bei den Ohren rausstaubt, er wünscht sich nie etwas.«

Bei diesem wienerischen Temperamentsausbruch stimmte sie in mein Lachen ein.

Beim großen Volksfest im August war die Fürstin durch ihre Kontaktfreudigkeit immer der Mittelpunkt, berichtete der Protokollchef. Sie tanzte mit jedem, der sie aufforderte, sei es ein Afrikaner oder ein türkischer Gastarbeiter. Sie wollte keinen beleidigen.

Die Fürstin und die Technik – hier der elektrische Herd. Sie haben oben ein Haus, da kochte sie schon mal. »Ich zitterte«, amüsierte sie sich. »Die anderen nehmen sowieso an, es wird nichts, und wo andere zwei Minuten brauchen, brauche ich eine Stunde. Dann ist das Fleisch fertig und der Salat noch nicht, fürchterlich! Es ist bei mir nie alles zur selben Zeit fertig!«
»Schatzeli«, sagte die Fürstin, als sich Fürst Franz Joseph II. zu uns gesellte. »Der Fotograf war da, wir machen gleich das Licht wieder aus.«
Er hatte Forstwirtschaft studiert und fragte mich gleich nach der Schlacht bei Thorn, nach dem baltischen Donnergott Perkunas und nach dem Deutschen Ritterorden, als er hörte, daß ich aus Ostpreußen bin. In Geschichte schien er ebensogut Bescheid zu wissen. – Auch der Fürst lebt leider nicht mehr.
Was gab es zum Mittagessen auf Schloß Vaduz?
»Wir kriegen heute faschierte Laiberln«, sagte die Fürstin. Das sind ganz einfach Frikadellen oder Klopse!
Probleme mit der Technik des elektrischen Herdes und mit der Essenzubereitung gibt es nicht nur in Liechtenstein.
»Hilfe«, ich muß meine erste Gans braten«, ein Schreckensruf von meiner Nichte.
Juristin, computererfahren – aber irgendwann ist es die erste Gans, die zubereitet werden soll.

Alle assistierten, am Herd und am Telefon, so wurde auch dieses Problem gelöst, und es ist nun nur ein kleiner Schritt zum Thema Arbeiten, das, genauso wie die Technik, zum Glück alle angeht – Ältere und Jüngere.

13 Nur Arbeit befriedigt auf die Dauer

Das Loch im Zaun war unser »Geheimpfad«, keiner konnte uns dort beobachten, und wenn mein Vater den Drahtzaun wieder zumachen ließ, hatten wir ihn in Kürze wieder aufgekniebelt.
Wir beide waren ziemlich gleichaltrige Nachbarskinder, unsere Gärten grenzten aneinander, und, statt auf der Straße einen Umweg zu machen, wo uns ja jeder hätte sehen können, blieben wir bei unserem Schlupfloch durch den Zaun.
Mürbeteigplätzchen waren die Spezialität ihrer Mutter, die meine Freundin noch heute bäckt. Als meine Schwester geboren wurde und ich diese Neuigkeit gleich anbringen mußte, warf sie ihre Puppe in die Ecke und sagte: »Ich will keine Puppe, sondern auch ein Schwesterchen haben.«
In der Schulzeit verlief sich diese Freundschaft etwas, obwohl wir in derselben Klasse waren, und in der Nachkriegszeit hatten wir mit uns selbst zu tun, so daß nur ein loser Kontakt bestand.
Daß wir uns alle wiederfanden, lag auch an unserer Schulzeitung, mit mühsam zusammengestelltem

Adressenverzeichnis und den jährlichen Treffen, wozu noch heute unsere über 80jährige Eva Blau viel beiträgt!
Nach ihrem Germanistikstudium arbeitete meine Jugendfreundin zunächst in Jena, dann war sie Studienrätin in Hannover, wo sie jetzt noch wohnt.
Auf unseren Schultreffen gab es ein immer herzlicheres Wiedersehen, und ich merkte bald, ihre größte Freude ist, anderen zu helfen!
Es ist unglaublich, wie viele hundert Pakete sie in die damalige Ostzone und ins ehemalige Ost- und Westpreußen selbst gepackt und abgesandt hat! Sie übernahm die Mutterstelle für die Kinder von verstorbenen Freunden, lädt abwechselnd - seit Jahrzehnten - wochenlang die halbe ältere Verwandtschaft in ihre Wohnung ein, finanzierte das Studium eines Verwandten und ist so etwas Liebes, daß man sie für das Bundesverdienstkreuz vorschlagen sollte!
Immer fröhlich, ein bißchen rund, kocht und bäckt sie, verreist, feiert große Familienfeste und ist mit 76 Jahren rundherum zufrieden. So schnell, wie sie spricht, arbeitet sie auch. Bäckt sieben Torten zu irgendeiner Festivität so, als wenn andere ein Mittagessen machen.
Wir haben seit langem ein ganz herzliches Verhältnis zueinander. Aus ihren Glückwünschen zu den Festtagen und den Telefonaten merke ich, daß sie von ganzem Herzen kommen. Also - arbeiten, anderen Freude machen, viele Menschen in ihren

Lebenskreis einbeziehen, so lebt sie ihr Leben. Wir bewundern sie alle! Die Kraft dazu nimmt sie aus der Dankbarkeit der Beschenkten und aus ihrem Glauben.

Ganz das Gegenteil war – zunächst – eine Cousine von mir. Als sie Witwe wurde, hatte sie ein paar schwere Jahre hinter sich, so daß ihr Freiheitsdrang ziemlich groß war. Jedenfalls sagte sie mir: »Jetzt tue ich gar nichts.«

Mit einer Putzhilfe für ihren Einpersonenhaushalt ging das ganz gut. Ich hielt mich raus – und siehe da, es dauerte allerdings ein gutes Jahr, was hörte ich: »Der Maler macht meine ganze Wohnung, es war mehr als nötig. Ich konnte doch nichts während der langen Krankheit meines Mannes machen lassen.«

Als nun alles frisch geweißt war, die Gardinen gewaschen, neuer Teppichboden gelegt, kam für mich die nächste Überraschung: »Ich habe mir für morgen ein paar Bekannte zum Kaffee eingeladen.«

Das fand ich absolut toll, denn seit Jahrzehnten war so etwas nicht geschehen, sicher auch, weil sie einen älteren Mann hatte. Schon an der Stimme hörte ich ihre andere Einstellung und freute mich über den Wandel.

In unserer Nähe gibt es einen Club, da treffen sich so 20 ältere Herren, vom Handwerker – die sind besonders gefragt – über Kaufleute bis zu Künstlern und Medizinern. Alle können sich bei dem Club melden, die preiswert - oder auch umsonst - Hilfe brauchen. Das hat alles seine offizielle Ordnung, denn ein Kassenwart sorgt für die Abwicklung. Es soll für die Beteiligten eine Beschäftigung sein, zu der jeder Lust hat, und muß nicht gleich in Arbeit ausarten!

Babysitting habe ich noch nicht gemacht, das kommt vielleicht noch mal, aber Schularbeiten beaufsichtigen und Anfangslektionen in Englisch waren mal dran.

Dann habe ich amerikanischen Kindern die deutsche Sprache beigebracht, die aus Amerika kamen und sofort in eine deutsche Schule gehen mußten, wo sie anfangs absolut nichts verstanden!

Der Randy kam zu mir im Mai, wir lernten eifrig während der Sommerferien, ich schrieb ihm ein Vokabelheft mit den Wörtern, die er unbedingt brauchte, und er hat so schnell das Nötigste gelernt, daß er nach den Ferien schon einen Teil des Unterrichts mitbekam. In unseren Unterrichtspausen konnte er wählen zwischen einem Stückchen Schokolade und einem Glas Kirschsaft, der besonders schön dunkel war. Er nahm immer den Saft - und, o Schreck, einmal kippte er das volle Glas auf unsere fast neue honigfarbene Couch! Ich war so erschrocken, daß ich nicht schimpfen konnte. Wir rannten beide in die Küche, holten Wasser, Tücher - und die Flecken gingen wirklich raus, weil der Bezug aus Dralon war, einer synthetischen Faser.

Er war mir so dankbar, daß ich kein Theater machte, daß er danach besonders gut lernte.
Wann haben Sie das letzte Mal ganz intensiv Radio gehört? Es ist eigentlich wunderbar! Wenn man etwas zum Ausbessern hat, oder wer noch Handarbeiten machen kann, vielleicht mit leichter Wolle Schals zum Verschenken strickt, da ist Radio hören das gegebene.
Unsere »Literaturbekanntschaft« hat mich so richtig »angefüttert«. Genauso, wie sie ihre Fernsehprogramme mit Farbstiften notierte, kreuzte sie auch die für sie wichtigen Radiosendungen an und rief mich an, wenn sie etwas Schönes gefunden hatte. Ich kam so in den Genuß mancher Sendung, die ich sonst nicht gehört hätte.
Beim genauen Radio hören merkte ich, wieviel durch das Bild beim Fernsehen vom Wort verlorengeht.
Meine Luxemburger Freundin hat es mit den Clubs. Sie ist zwar noch etwas jünger und findet trotzdem kaum jemand im gleichen Alter zum Tennisspielen, ihrem ganz großen Hobby. Neuerdings spielt sie Golf, hat in Tunesien einen Kursus gemacht und festgestellt, daß es ihr liegt.
Bridge war schon seit Jahren dran, jetzt kam noch Schach dazu – sie ist gut beschäftigt!
Ganz anders wieder eine Nachbarin, die mir sagte: »Ich habe mein Leben so ausgerichtet, daß ich anderen helfen möchte.« Das tat sie auch ringsherum.

Was sie nicht wissen konnte, daß sie später durch mehrere schwere Operationen und Krankheiten selbst auf die Hilfe von Verwandten und Freunden angewiesen war.
Daß man arbeiten will, auch wenn man sehr wohlhabend ist, zeigte uns Jacqueline Kennedy, die jahrelang und sogar regelmäßig als Lektorin in einem Verlag in New York arbeitete. Sie wußte eben auch: Arbeit befriedigt auf die Dauer.
Sind Sie auch der Meinung, daß es im Alter nur das Medium Fernsehen gibt? Ein mir bekannter Lektor eines noch bekannteren Verlages mußte mir das mitteilen, wobei ich das Gefühl hatte, so ganz überzeugt war er selbst nicht davon! Es hieß: Bücher werden nicht mehr gekauft, und Taschenbücher sind keine richtigen Bücher!
Großer Protest bei meinen Freundinnen, als ich ihnen das erzählte! Ich weiß, daß sie alle Bücher kaufen, vielleicht nicht die teuren, aber wenn sie interessant und preiswert sind, werden sie gerne – besonders auf Empfehlung – gekauft.
So Mitte 60 mit dem Arbeiten aufzuhören, ist für viele, die selbständig sind, kein Thema. Als ein Beispiel dafür möchte ich von meinem Gespräch mit Frau Professor Elisabeth Noelle-Neumann vom Allensbach-Institut am Bodensee erzählen.
Als sie im Winter 1916 in Berlin geboren wurde, war sie so »mickerig«, daß sie nach Schlesien aufs Land gebracht wurde zum Aufpäppeln! Das hat geholfen,

denn sie hat am 19. Dezember 1996 ihren 80. Geburtstag gefeiert. Ja, zäh ist sie schon! Wußten Sie, daß sie vom Internat Schloß Spetzgart, das zu Salem gehörte, nach zehn Monaten flog wegen einer Freundschaft mit dem schweigsamen Jörg, der so blaue Augen hatte...?

Sie nahm sich ein Zimmer in Göppingen, damals eine Ungeheuerlichkeit, machte ihr Abi, studierte in München und auch in den USA und reiste alleine und auf eigene Kosten um die Welt. Ihrem ersten Mann, Erich Peter Neumann (1912–1973) schlug sie 1947 vor, das erste Meinungsforschungsinstitut von Deutschland, in Allensbach am Bodensee, zu gründen.

Der alte Ofen in ihrem gemütlichen Büro im Fachwerkhaus von 1610 an der Straße wird vom Flur mit Reisig beheizt, und in den weißen Schränken mit Glastüren sind die 7000 Bände der Spezialbibliothek ganz dekorativ.

Mit ihrem dunkelgrünen Karmann-Ghia ist sie die zwei Kilometer zu ihrem Giebelhaus am See gefahren. Wir sitzen zum Kaffeetrinken direkt am See. Plötzlich fährt mit Donnergetöse ein Zug hinter dem Haus vorbei, in ein paar Minuten der nächste. »Entweder am See mit Bahn – oder ohne Bahn nicht am See«, bekennt sie.

Von Montag bis Freitag ist sie in München, Mainz, Bonn oder auch für mehrere Monate in den USA. Als Erholung schreibt sie Bücher – mit der Hand – auch mal in ihrem Haus im Tessin.

Seit 1979 ist sie mit dem weltweit bekannten Kernphysiker Prof. Dr. Heinz Maier-Leibnitz, 1911 in Esslingen geboren, verheiratet, den sie seit 1933 kennt. »Während einer Stunde mußte ich damals die ganze Unterhaltung führen, so daß ich dachte, den willst du nie wieder sehen!« – Eine Prognose, die wohl nicht eintraf. »Mein Mann kommt nachher aus München, er macht uns etwas zum Abendessen«, erfahre ich.

Wir sitzen in der kleinen Bibliothek im warmen Schein der Tischlampe und essen Gougère, diese lockeren Windbeutel mit Käse, ein Rezept aus Burgund, ganz unkompliziert mit den Fingern. Dazu gibt es frischen 91er Mosel Ruwer.

Seit 50 Jahren kocht der Kernphysiker. Auf seine Kochbücher ist sie fast stolzer als auf ihre eigenen Bücher. Er kochte für drei Bundespräsidenten: Karl Carstens, Walter Scheel und Richard von Weizsäcker. Nur er kann eine Präsidiumssitzung leiten und gleichzeitig ein Diner kochen. Rationelles Arbeiten ist eben alles!

»Heinz«, sagt die Frau Professor, wie sie überall genannt wird, nach dem Essen, »die Frau Frey fragte, ob du mich mal lobst?« – Schweigen. – Eine diplomatische Antwort ist gefragt. »Wissen Sie, wann hat man Freunde? Wenn man sie auch mal kritisieren darf – und umgekehrt.«

Sie hatte mir aber schon beim Kaffee gesagt, daß ihr seine Kritik sehr wertvoll ist.

Es ist eine heitere Atmosphäre – aber das Telefon klingelt auch hier.
»Wenn meine Frau da ist, bin ich hier, sonst in München, wo wir noch ein Haus haben«, erfahre ich in der Zwischenzeit.
Es ist erstaunlich, wie engagiert Elisabeth Noelle-Neumann, immerhin 1916 geboren und ihr Mann, Heinz Maier-Leibnitz, 1911 geboren, noch arbeiten.
Ganz witzig: sechs Namen und ein Ehepaar. Es geht sicher jedem so, daß man mit viel Arbeit und Ablenkung auch Schmerzen übertönen, sogar betäuben kann.

14 Schmerzen und Krankheiten

Zwei Tage nach unserer Woche im Winter auf Djerba fing es an. Mein Rücken tat nachts weh, besonders die linke Seite. War es der Wechsel von der Wärme zur Kälte, das andere Bett? Jedenfalls versuchte ich ein paar Tage lang, mit Einreiben die Sache zu beheben. Es ging nicht - also zum Arzt. Zwei Spritzen sollten helfen, taten es aber nicht. Nach weiteren Tagen der Weg zur Urlaubsvertretung unseres Arztes. Wieder Spritzen; aber zugleich der Vorschlag, die Wirbelsäule röntgen zu lassen. Ich war ja für ihn eine neue Patientin. Die Auswertung der Röntgenaufnahmen faxte mir der Arzt noch am Sonnabendnachmittag durch. Das las sich ja fürchterlich: Verschiedene Wirbel haben sich drei Millimeter verschoben, schwere Veränderungen an den Vorderkanten sämtlicher Wirbelkörper, Arthrose usw. - Da war wohl der Rollstuhl nicht fern!

Mir fielen andere Röntgenaufnahmen ein, so vor 30 Jahren in Düsseldorf. Die obere Wirbelsäule sieht schlimm aus, sagte damals der Arzt (da tat mir gar nichts weh), die Lendenwirbel gehen - da hatte ich schreckliche Schmerzen.

Die letzte Rettung, wieder mal unser Orthopäde – warum bin ich nicht gleich zu ihm gegangen? Das volle Wartezimmer zeugt von seiner Qualität, das muß ich eben in Kauf nehmen.
Er fand den Röntgenbericht des Krankenhauses ganz normal. »Sie sind über 70, da ist das nun mal so.« Er fühlte im Lendenbereich die Verspannungen, verglich mit den Röntgenaufnahmen, die vor Jahren bei ihm gemacht worden sind, und verordnete mir drei Kortisonspritzen, eine gleich, die beiden anderen ein paar Tage später.
Was hat dieser Arzt, was jeder Arzt haben sollte, doch was man nicht lernen kann? Er fühlt, sieht und kombiniert besser, hat durch die große Praxis viel Erfahrung – und sicher auch dieses Quentchen Begnadung (ich weiß, ein großes Wort), das ihn zu einem besonderen Arzt macht.
Bei mir ging es mit zwölf Eisbehandlungen und Interferenzstrom weiter, da waren zwei Monate vergangen. Für mich immer noch Schmerzen. Tagsüber eine Verspannung, leichte Schmerzen, nachts konnte ich nicht auf dem Rücken liegen, nicht auf der linken Seite, nur rechts. Ich sah schon ganz mickerig aus, obwohl ich das Gefühl hatte, es wird langsam besser. Wieder zum Orthopäden durch das volle Wartezimmer. Jetzt kamen zwölf Besuche bei der Krankengymnastin dran. Ich dachte, was soll das geben? Aber ich bin nicht voreingenommen. In unserer Nähe wohnt eine Schwedin, eine tolle Frau,

schon bevor sie etwas tat. Sie fühlte, ich brachte den Krankenbericht mit, und sie erklärte mir sofort, daß die Bandscheiben zusammengedrückt sind, der Nerv durch die Öffnung eingeengt wird und dadurch die Schmerzen auch des Ischiasnerves entstehen.

Wenn die Schmerzen ins Bein ziehen, wie bei mir, dann weiß jeder vom Fach, daß auch der Ischiasnerv beteiligt ist. Der längste und dickste Nerv, der dann auch das Recht hat, besonders weh zu tun!

Sie streckte mich vorsichtig, zeigte mir, wie man die Muskulatur des linken Beines stärkt, und sagte mir, daß meine Bauchmuskulatur verbessert werden muß, damit sie den Rücken entlastet. Die Schmerzen wurden nach und nach besser, und nach viereinhalb Monaten war alles wieder okay.

Manche werden sagen: »Was, bloß viereinhalb Monate Schmerzen? Ich habe immer Schmerzen.« – Dazu gehört leider auch mein Mann. – Trotzdem ist der menschliche Körper ein Wunder, wie er sich oft selbst hilft.

Mir half meine sonst gute Konstitution und mein normales Gewicht. Nicht zunehmen, bekam ich mit auf den Weg – drum, jeden Tag auf die Waage.

Ich erzähle das so ausführlich, weil ja viele Schmerzen haben, viel Geduld brauchen und auf das Verstehen der Mitmenschen angewiesen sind. Nicht jeder Schmerz geht wieder vorbei – aber oft doch nach langer Zeit.

Dann bleiben die Schmerzmittel, und jeder muß für sich selbst entscheiden, welches das kleinere Übel ist.
Und, im Alter keinen falschen Ehrgeiz haben, seine Grenzen kennen. Es ist schneller mal zuviel oder zu spät als man denkt.
Als Marcel Reich-Ranicki das Buch von Javier Marias »Mein Herz so weiss« hervorhob, fand ich dort folgenden Satz: »Jede Krankheit wird durch etwas verursacht, das keine Krankheit ist.«
Das Seelische beeinflußt den Körper, auch negativ. Noch bis zu 15 Jahre nach unserer Flucht aus Ostpreußen träumte ich immer wieder mal, daß ich zu unserem Haus wollte, obwohl ich wußte, daß es durch Bombensplitter kaputt war – ich kam nie bis dorthin, quälte mich im Traum und wachte dann meistens auf. Auch Fehler in meinen Manuskripten fallen mir nachts ein, und in der Nacht vor einer Reise, was ich beim Kofferpacken vergessen habe – eigentlich ganz praktisch.
Etwas gedankenverloren stand ich mal am Fenster und sah auf die Straße. Ein Mann im Rollstuhl fuhr zu einem Auto und hielt. Im Nu war ich gefesselt. Wie will dieser Mann mit dem Rollstuhl in das Auto kommen, ging mir durch den Kopf. Er schloß auf, klappte eine Armlehne herunter und konnte sich erst mal auf den Beifahrersitz hieven. In aller Ruhe legte er seinen Rollstuhl zusammen und verstaute ihn hinter dem Sitz. Dann schlug er die Tür zu. Jetzt

die Beine nach links gelegt, mit beiden Händen den Körper nachgezogen, so zwei- bis dreimal, und nach einigen Minuten saß er auf dem umgebauten Fahrersitz seines Autos. Ich fühlte, wie zufrieden er war, daß er den Einstieg geschafft hatte und daß er überhaupt Auto fahren konnte! Wir setzen uns in zwei Sekunden ins Auto und wissen gar nicht, wie gut wir es haben!
Ein anderer Rollstuhlfahrer ist in unserer Stadt ein älterer Gerichtspräsident, den im Laufe der Jahre jeder kennt. Im Winter dick angezogen, fährt er elektrisch, hält vor den Geschäften, seine Besorgungen werden ihm korrekt in den großen Korb hinter dem Sitz gelegt, und mit einem Lächeln fährt er weiter. Dieses Lächeln beschäftigt mich. Wie kann man im Rollstuhl als älterer Mensch noch lächeln? Nachmittags sehen wir ihn manchmal an den Tennisplätzen auf den asphaltierten Wegen seine Muskeln trainieren. Er fährt dann zügig mit Muskelkraft. Seine Frau begleitet ihn hin und wieder.
Auf einer Kreuzfahrt ins östliche Mittelmeer fielen uns auch mehrere Rollstuhlfahrer auf. Die Stewardessen halfen beim Ein- und Aussteigen über die Treppe, das ging ganz gut. Bevor unser Endziel – Genua – erreicht wurde, ankerten wir in Civitavecchia, um Rom zu besuchen. Für uns zum zweiten Mal die Peterskirche, diesmal mit der echten Pietà von Michelangelo, die bei unserem ersten Besuch in die USA gereist war. An die Rollstuhlfahrer hatte ich

gar nicht mehr gedacht und mir auch nicht überlegt, wie sie diesen Ausflug bewerkstelligen sollten, da fragte uns jemand, ob er an unserem Tisch Platz nehmen könnte, wir warteten alle auf den Bus zur Rückfahrt und tranken noch eine Tasse Kaffee an den Bernini-Kolonnaden. Es war ein Herr im Rollstuhl. In wenigen Minuten hatten wir so ein vertrautes Gespräch mit diesem Menschen im Rollstuhl, wie wir es fast nie wieder erlebten. Als der Bus kam, waren wir enttäuscht, dieses Gespräch abbrechen zu müssen, und nahmen uns vor, das auf dem Schiff nachzuholen, woraus aber nichts mehr wurde.

Zum Thema Krankheiten und Schmerzen gehören auch diese irrsinnigen Kopfschmerzen.

Leiden Sie auch unter Migräne? Das habe ich jahrelang bei meiner Luxemburger Nachbarin miterlebt! Noch heute rufe ich sie an, wenn ich etwas Neues zur Heilung dieser Krankheit lese. Auf diesem Gebiet weiß sie inzwischen Bescheid wie ein Facharzt! Wenn ich sie sah, fragte ich: »Wie viele Tabletten?« Dann wußte ich schon, wie es ihr ging. Bis zu sechs starke Tabletten nahm sie am Tag! Oder sie lag im abgedunkelten Schlafzimmer und dämmerte vor sich hin. Mit großer Geduld wird sie von ihrem Mann betreut.

Bei einem lieben Freund fiel uns auf, daß er so eine Unrast bekam, vieles noch erleben und erledigen wollte, vor allem auf alle möglichen Berge kletterte oder hinauffuhr.

Daß da eine Krankheit dahintersteckte, war fast zu fühlen. Er lag ein Jahr im Krankenhaus, und sein steter Satz war: »Manchmal dauert es eben länger.« – Er hat leider diese Krankheit nicht überlebt.
Ja, wenn man über 70 ist, läßt auch die Spannkraft nach, was wir früher an einem Tag taten, verteilen wir jetzt besser auf zwei Tage. Kofferschleppen muß auch nicht sein, der Taxifahrer freut sich über ein Trinkgeld.
Und ein paar Wehwehchen muß jeder in Kauf nehmen, so ganz ungeschoren kommt wohl keiner davon.
Wir sollten versuchen nach dem Motto zu leben: Optimisten leben einfach länger!
Ein Mensch mit Dauermigräne war auch Eduard Rhein in Cannes, der Jahrhundertmann, wie man ihn nannte, 1900 geboren, von dem ich schon im dritten Kapitel berichtet habe. Den hochdotierten »Eduard-Rhein-Preis« mit Ehrenring gibt es weiterhin jedes Jahr für die Weiterentwicklung des flachen Bildschirmes.
»Ich möchte einen Fernseher, den man wie ein Bild an die Wand hängen kann«, erzählte er mir, dafür war seine Stiftung seit 1976 gedacht.
Er war an allem interessiert, vor allem, was an der Côte d'Azur los war, denn bei Neuigkeiten ist die Côte noch heute wie ein Dorf.
Johannes Mario Simmel interessierte ihn, und er wußte, daß ich ein Interview mit ihm haben werde;

also sprachen wir über ihn. Ich schlug ein Zusammentreffen mit Simmel vor; von der »Welt am Sonntag« hatte ich mir vorher die Zusage geholt. Ja, er wäre interessiert; doch ich merkte schon, daß er dazu keinen richtigen Mumm hatte. Er schob eine besonders starke Migräne vor – das Thema hatte sich erledigt. Aber etwas Interessantes hat er mir doch noch erzählt, was zur damaligen Zeit nicht so bekannt geworden war.

Bevor er in seine Wohnung nach Cannes, La Croisette zog, hatte er das große Haus auf dem Cap Ferrat von Exkönig Leopold von Belgien gekauft. Er hat es selbst in ein »elektrisches Schloß« verwandelt, total verkabelt und mit einem tollen Schwimmbad versehen. Bis 1963, dem Tod von Jean Cocteau, wohnten dort drei Schriftsteller aus drei Ländern: Somerset Maugham, Jean Cocteau – und Eduard Rhein!

Doch auch in Südfrankreich können die Sonntage schrecklich langweilig sein. Zu viele Touristen, die meisten Geschäfte zu und zu viele Menschen auf den Straßen.

15 Der schreckliche Sonntag

Alle Alleinstehenden, die ich kenne, seufzen: »Diese schrecklichen Sonntage und dann noch die vielen Feiertage!« Schon der Gedanke daran lähmt. Die Städte sind wie ausgestorben, nichts tut sich... Am Montag ist man wieder wie beschwingt!
So lange man berufstätig ist, ist jeder Sonn- und Feiertag ein heiß ersehnter Tag. Aber schon im Urlaub versuchen wir, diesen Tagen zu entgehen, indem wir am Sonntag an- und abreisen. Jede Stadt ist in ihrer Betriebsamkeit faszinierend, dagegen sind leere Straßen und geschlossene Geschäfte schon ein bißchen traurig.
Und noch schlimmer sind diese Tage für die meisten Älteren, wenn sie sich nicht gerade extrem gut selbst beschäftigen können oder einen großen Bekanntenkreis haben. Am besten, man plant schon Mitte der Woche etwas und läßt den Sonntag erst gar nicht ohne Programm herankommen!
Meine Eltern planten den Sonntag bei schönem Wetter immer für eine Wanderung ein, damit mein Vater mal richtig frische Luft bekam. Mit einer bekannten Familie, auch mit zwei Kindern, ging es

raus aus der Stadt, auch wenn sie nicht groß war, ein Stück durch herrlichen Laubwald nach dem Forsthaus »Seeteich«, wo draußen Kaffee getrunken wurde. Wenn wir Kinder auch jedesmal stöhnten: »Schon wieder Seeteich«, so war es doch immer schön, wenn wir in der abwechslungsreichen Landschaft unterwegs waren und müde nach Hause kamen. Meine Mutter hoffte jedesmal, nach dem reichlichen Kaffeetrinken das Abendbrot zu sparen, aber mein Vater meinte humorvoll: »Ich bin hier mit voller Pension«, wozu wir Kinder ihm eifrig beipflichteten, und die ganze Abendbrotzeremonie mußte noch mal abrollen.

Dann ist mir ein Sonntag in Dresden in bester Erinnerung. Ich muß so 17 Jahre gewesen sein und war in den Sommerferien bei meinen Verwandten in Dresden-Neustadt, in der Nähe »Wilder Mann«. Mein Onkel, ohne Kinder, freute sich, mir am Sonntag die Gemäldegalerie zeigen zu können. Im schicken roten DKW-Cabrio meiner Tante fuhren wir in die Stadt. Bei den üppigen Tizianbildern zog er mich unmerklich weiter, vor Caspar David Friedrich durfte ich stehenbleiben, und Raffaels Sixtinische Madonna, ein sehr großes Bild, stand damals über Eck in einem zu kleinen Raum.

Zum Abschluß dieses Vormittags lud mich mein Onkel in ein Hotel auf den Brühlschen Terrassen ein, und er bestellte Pasteten mit Ragout fin! Das

war für mich, so 1939, etwas so Erlesenes, daß ich absolut beeindruckt war!
Zwei besondere Sonntage waren wirklich Stunden im Museum, obwohl ich kein Fan davon bin!
Wir waren nach Bayern gezogen und suchten den besten Weg nach München in ein Parkhaus. Da eignet sich der Sonntag besonders dafür, und wir wollten einen Besuch in der Alten und Neuen Pinakothek damit verbinden. Diese großen Bilder mit Schlachten, viel Menschengetümmel und manchmal schrecklichen Motiven aus der Bibel interessierten uns beide nicht; aber Canaletto mit der fast fotografischen Genauigkeit in seinen Venedigbildern, mit den Pastellfarben, die die Stimmung so gut wiedergeben, da blieben wir lange stehen. Dann das Selbstbildnis von Albrecht Dürer im Pelzrock, das in der Anlage an Jesus Christus erinnert, und zuletzt das Goethebild von Josef Stieler, auf dem Goethe ein Schriftstück in der Hand trägt.
Ich konnte nicht umhin, mit dem kleinen Finger an das Bild zu tippen, und ich bekam eine Gänsehaut bei dem Gedanken, daß vor dieser Leinwand Goethe gesessen hat!
Auf unserer Kreuzfahrt zu den Ostseemetropolen vor sechs Monaten war St. Petersburg ausgerechnet für einen Sonntag vorgesehen, was uns sehr enttäuschte, denn die Geschäfte waren wieder mal zu und das Restaurant im »Grand Hotel«, in dem wir zu essen hofften, ebenfalls. Durch die Visumpflicht war

es für die Veranstalter nur im geschlossenen Bus möglich, mit russischer Begleitung, ohne Visum für jeden, in die Eremitage, zur Rundfahrt durch die Stadt und gemeinsam zum Essen ins Hotel zu fahren.

Die Eremitage war der Höhepunkt der Reise. Wir gingen die Jordantreppe hoch zu den herrlichen Räumen, auch wenn der Zahn der Zeit an Fenstern und Mauerwerk nagte, und sahen viele, viele alte und kostbare Gemälde, nur europäische Kunst. Der Saal mit den französischen Impressionisten war überraschend anders. Weitläufig und hell, was die großflächigen Bilder von Claude Monet mit den frischen Farben, weiß gerahmt, noch verstärkte. Sie haben mich so erfreut, nicht nur, weil eine gute Kopie seiner »Felder im Frühling« auf blauem Passepartout über meinem Bett hängt, sondern weil sie so zeitgemäß sind und soviel Atmosphäre ausstrahlen. Als ich dann draußen noch als Mitbringsel eine kleine Ikone erstehen konnte, war mein Glück perfekt.

Das Essen im Jugendstil-Restaurant des Hotels »Astoria« stellte sich als etwas ganz Besonderes heraus. Von Borschtsch-Suppe über Blinys mit Kaviar war alles minutiös vorbereitet. Wein und Wasser auf den Tischen, die jeweils im Halbrund mit weißer Polsterbank und weißen Säulen einladend wirkten. So eine liebenswürdige und aufmerksame Bedienung, die uns mit viel Herzlichkeit umsorgte, ohne

aufdringlich zu sein, haben wir selten erlebt. Die angenehme Balaleikamusik im Hintergrund machte für uns den Aufenthalt unvergessen.
Sie sehen, so können auch mal Sonntage sein – natürlich ist das eine große Ausnahme!
Es ist auch nicht immer eine Frage des Geldes, ob man mit den Sonntagen etwas anfangen kann oder nicht. Meine fast 80jährige Nachbarin sagte mir gerade: »Meine Freundinnen leben alle weiter in ihren großen Häusern, klagen, daß sie alleine sind, wollen aber nichts ändern. Ich würde mich in so einem großen Haus zu Tode fürchten.«
Dann hören manche Frauen zu früh mit dem Autofahren auf. Das ist dann auch eine kleine Freiheit, die man aufgibt. Es würde ja genügen, die altvertrauten Strecken im Umkreis zu fahren – aber regelmäßig, damit man das Zutrauen zum eigenen Fahren nicht verliert.
Als Ersatz bieten sich ja so viele Fahrten mit dem Bus an. Da können Sie gut etwas gerade zum Sonntag planen. Besser eine Halbtagesfahrt, als schon morgens gegen sechs Uhr abfahren zu müssen.
Meine alte Tante trifft sich sonntags gegen Mittag zum »Frühschoppen« mit kleinem Essen und Kaffee. Nachmittags ist es ihr überall zu voll, da ist sie lieber zu Hause.
Dann kennen wir einen Herrn, der fährt mit der Straßenbahn mit größtem Vergnügen von Endstation zu Endstation!

Theater und Kino sind auch noch da - oder ein Club, in den Sie nur als zahlendes Mitglied eintreten. Das sind die Orte, wo Sie Menschen ganz unkompliziert treffen, wo es zu Gesprächen kommt, denn: Haben Sie es verlernt, miteinander zu sprechen?
Und natürlich wird am Wochenende telefoniert! Das merke ich, wenn ich das auch machen will. Briefe schreiben, mal ein Buch lesen, das Sie sich schon lange vorgenommen haben, aufräumen, Kreuzworträtsel raten. Eine Platznachbarin im Flugzeug war darin Expertin. Sie rät mit ihrem Mann um die Wette.
Es liegt sicher am Wollen, wie man diesen schrecklichen Sonntag angeht, und eine frühe Planung erleichtert den Ablauf dieses problematischen Tages.
Nicht nur das Fernsehen, sondern auch die Musik spielt bei allen meinen älteren Bekannten immer mehr eine große Rolle - besonders eben an diesen so kritischen Sonntagen.
Das hat einen besonderen Grund: Es gibt jetzt diese kleinen CD-Player. Was früher der Plattenspieler mit den Schallplatten war - damals alles größer -, ist heute die kleine CD-Platte und zum Abspielen der CD-Player, leider wieder ein Fremdwort.
Das Musikhören schont die Augen, was für viele auch ein Argument ist, mehr Musik zu hören. Die Wiedergabe ist fast perfekt, und die Bedienung sehr einfach.

Gerade die Klassiker gehören zu den Favoriten, und da die Werke mit den einschmeichelnden Melodien, die man genau kennt. Denn Musik ist in der Wiederholung erst schön, vor allem an diesen oft so langweiligen Sonntagen.
Das grenzt dann schon beinahe an das Kreativsein.

16 Kreativ und vielseitig sein

Es sind nicht immer die großen Dinge, die uns den Weg weisen. Wir wohnten acht Jahre in Luxemburg, und das Zusammengehörigkeitsgefühl ist im Ausland viel stärker als zu Hause. Hin und wieder trafen wir uns alle in der deutschen Botschaft, und als im Herbst der Weihnachtsbasar heranrückte, wurde ich aufgefordert, etwas beizusteuern. Zuerst habe ich eine Käsetorte gebacken, meine Spezialität, mit Grießbrei und Rosinen im Quark, damit er saftig bleibt; ein Rezept meiner Tante aus Thüringen. Da ich gerne Handarbeiten mache, kam ich auf die Idee, ein Mundspülglas aus Plastik zu umhäkeln, mit einem breiten, flachen Rand zu versehen, eine durchgezogene Luftmaschenschnur mit schicker Schleife diente als Aufhänger - und fertig war ein Wattebehälter, den man ins Bad hängen kann.
Ich war ganz erstaunt, daß mir so etwas eingefallen war! Diese Wattebehälter habe ich noch oft verschenkt, farblich immer passend zum Bad, und merkte zum erstenmal, wie Kreativität befriedigt – und sei der Anlaß noch so klein.
Als die Sendung bei Radio Luxemburg auslief, ich

war dort eine kleine Sprecherin, strickte ich mir aus lauter Frust zunächst enge Röcke am laufenden Band, bis mir in der Zeitung eine Anzeige auffiel: Wer glaubt, mit spitzer Feder ins Schwarze zu treffen, der melde sich. Es war eine Postwurfzeitung, von der man zu sagen pflegt: Was nichts kostet, ist auch nichts. Das muß aber nicht immer stimmen.
Da ich als »Hildegard« bei RTL etwas bekannt war, versuchte man es mit mir. Ich schrieb über Mode, Aktuelles, sogar ein Märchen zum Valentinstag am 14. Februar. Der Schritt zu einer der zwei Fernsehzeitschriften war nicht weit, zumal meine guten Beziehungen zu RTL es mir ermöglichten, viele Interviews mit Showtalenten im Laufe von zwei Jahren zu machen, die die Zeitung so gut wie nichts kosteten. Ich hatte keine Spesen, die Fernsehstars kamen ja angereist, und ich bekam pro Interview so 1000 Franken, das waren 50 Mark!
Auch Curd Jürgens lernte ich bei Radio Luxemburg kennen, und mit meinem Interview bei ihm in St. Paul de Vence schaffte ich es, daß meine erste deutsche Zeitung die »Welt am Sonntag« war. Auch hier das Zitat von Ephraim Kishon: »Ohne Glück gibt's keinen Erfolg!«
Ein weiteres Glück ist es, daß ich mit Margret Dünser sagen kann: Was mich interessiert, interessiert auch andere.
Von meinen Schulfreundinnen ist wohl die Marga in den USA besonders kreativ. Sie gibt Klavierunter-

richt und komponiert. Ihre Kompositionen sind sowohl in Amerika als auch in Europa gespielt worden. Ihr Vater war bei uns Dozent an der Hochschule für Lehrerbildung, und wir beide durften schon mal auf den elektrischen Übungsorgeln spielen. Zu den Morgenandachten am Montag in der Schule habe ich jahrelang Harmonium gespielt, bis Marga später dazukam, als ihr Vater von Hannover zu uns versetzt wurde.
Die Marianne töpfert, da hat sie immer als Mitbringsel ein Geschenk; die Hannelore begeistert sich für tänzerische Gymnastik und ihre Schwester hat lange Jahre an Tanzturnieren im Gesellschaftstanz mit ihrem Mann teilgenommen.
Für einen Restaurationsbetrieb, eben ein Dienstleistungsgewerbe, muß man geboren sein! Besonders schön ist es, wenn das Ehepaar gemeinsam kreativ seine Gäste verwöhnt. So ist Ilse Serr, vom »Alde Gott« in Neuweier bei Baden-Baden, die Seele des Restaurants. Sie sagt gleich, daß man auch halbe Portionen bestellen kann. Alle paar Tage steigt sie morgens mit ein paar Mitstreiterinnen in ihre Gummistiefel und sucht auf Wiesen und Äckern nach passendem Blumenschmuck für ihr Restaurant. Das kostet zwar nichts – aber wer macht sich schon diese Arbeit? Der Lohn dafür ist eine ganz außergewöhnliche Dekoration der Räume. Sie stammt aus einem Hotelbetrieb, so daß ihr das Verwöhnen der Gäste von Kind an vertraut ist.

Genauso besessen von seiner Arbeit ist ihr Mann, Wilfried Serr, Autodidakt, und immer hoch ausgezeichnet im Gault Millau. Obwohl er schlank ist, kocht und ißt er gerne. In jungen Jahren flog er nicht wie seine Kollegen im Urlaub nach Mallorca, was billiger gewesen wäre, sondern er fuhr nach Straßburg ins Drei-Sterne-Restaurant »Krokodil«, um dort zu essen und zu lernen. Seine Entenbrust auf Püree ist das Lieblingsessen von ihm selbst.

Johannes Mario Simmel gehört wohl zu unseren kreativsten Autoren. Seine Gunst der Stunde war, wie er mal erzählte, daß er gleich nach dem Krieg schrieb. Der Nachholbedarf an neuer Literatur war groß, und seine Bücher wurden ihm förmlich aus den Händen gerissen.

Unsere Verabredung zu dem ersten Interview in seiner Wohnung in der 20. Etage des Sun-Towers in Monaco platzte, weil er zu seinem Arzt nach Österreich mußte; doch Helena Simmel war bereit, mir über sein Leben und Arbeiten zu erzählen.

Mein Mann war wieder mal vom Ferienort Cannes in die Tiefgarage des Sun-Towers gefahren, im Ausland fährt er meistens, und Helena Simmel und er tranken Pommery, ich Apfelsaft. Der ganz liebe Chihuahua »Moustique« schlief auf dem Schoß meines Mannes, wir durften Fotos machen, und es wurde ein überaus interessanter Nachmittag.

Über Jahre hatte ich Kontakt mit der Simmel-Familie, telefonierte mal mit ihr, mal mit ihm, und wenn

sie mir sagte: »Wir bekommen hier keine gelben Erbsen«, oder: »Mein Mann ißt so gerne Räucherspeck«, so machte ich ein Päckchen fertig und schickte es ihnen.
So war es für mich keine Überraschung, daß ich als erste Journalistin das Interview mit ihm zu seinem damals neuen Buch »Bitte, laßt die Blumen leben« bekam.
Treffpunkt: Cannes, die Bar im »Majestic« hatte Johannes Mario Simmel vorgeschlagen. »Aber ich trinke seit 1962 nicht mehr«, schmunzelte er.
Der Schirokko machte ihm zu schaffen. In seinem klimatisierten Wagen fuhren wir zum Penthouse-Appartement in »La Californie«, der »Junggesellenwohnung«, wie er sie nannte, von Helena Simmel. Es ist die Wohnung der Angela Delpierre aus »Die Antwort kennt nur der Wind«.
An dem neuen Buch hat er drei Jahre gearbeitet, und nach den 700 bis 800 getippten Seiten ist er noch fix und fertig. Das ist hier eine Kreativität, die fast weh tut!
Er ist überaus aufmerksam. »Wollen Sie nicht mal die Kassette zurückspulen, ob alles drauf ist? Wenn Sie zu Hause sind, ist es zu spät.«
Anfangs hat er mal Stilexperimente mit Rilke gemacht, bis er Reporter wurde und sich mehr dem Schlechten in der Welt zuwandte. Er verbindet das mit einer neuen Liebesgeschichte oder einem Krimi, damit die Leute das lesen. »Der Dialog muß so sein,

wie Menschen reden, aber jetzt im Alter habe ich wieder ein bisserl das Bedürfnis, etwas besonders schön zu formulieren.«
Er schreibt nur unter Spannung gut, daß ihm danach alles weh tut. »Abends höre ich mitten in einem Satz auf; denn es gibt nichts Grauenvolleres, als ein Morgen und ein weißes Blatt Papier.«
Tag und Nacht beschäftigt ihn die Handlung. Er verwechselt das Datum, ist unansprechbar und nicht gerade eine Freude für seine Frau. Schreiben ist für ihn eine Therapie, ein Ausgleich.
»Wenn ich heute die Nachrichten höre, könnte ich mich gleich ins Bett legen und mir die Decke über die Ohren ziehen.«
Wie mag er Frauen? »Wenn eine Frau keinen Humor hat, kann ich mit ihr nicht leben. Dann kommt Intelligenz. Dummheit ist das Furchtbarste was es gibt.«
»Das schwache Geschlecht?« werfe ich ein. »Aber wo«, protestiert er.
Mit fünf bis sechs Stunden Schlaf kommt er aus. Liest nachts ohne Brille, da er kurzsichtig ist, Hemingway, Einstein oder Karl Jaspers; und sehr langsam Spinoza.
Sein neues Buch wird jetzt technisch als Buch hergestellt. Es wird lektoriert, mit Kürzungen und Verbesserungen.
»Sie sind auch so ein Schreiber wie ich«, hat er entdeckt, und: »Ich mache diesen ganzen Vorgang mit

bis zum Umschlagentwurf und Klappentext. Wenn ich nachher verrissen werde, dann will ich auch schuld daran sein.« Und: »Natürlich bin ich dabei, eine neue Geschichte vorzubereiten.«

Selten konnte ich mich auf ein Interview so gut vorbereiten wie auf dieses. Ich las viele seiner Bücher und auch von Albrecht Weber: »Das Phänomen Simmel, ein Buch für den Deutschunterricht«.

Als mir Helena Simmel nach dem Interview sagte: »Ich weiß noch gar nicht, was ich meinem Mann zum Abendbrot machen soll«, wußte ich, daß ihre Ehe nicht mehr ganz in Ordnung war. Und wenn ich mir unsere Privatfotos von diesem Nachmittag ansehe, finde ich das nur bestätigt. Beide sehen nicht gerade glücklich aus. Es lag so etwas Verhaltenes, Verklemmtes in der Luft, etwas Gezwungenes. Sie waren auch zu verschieden.

Beim Vorbereiten auf dieses Gespräch wußte ich nicht, tut er so bescheiden, so empfindlich, so auf die Wirkung seiner großen Lesergemeinde ausgerichtet – oder ist er so? Nach dem Interview wußte ich, er ist so. Mehr introvertiert als locker und offen, ein Mensch, der sich nur durch das Schreiben befreien kann. Seine damalige Frau Helena wollte mal verreisen, mal ausgehen, mal Feste besuchen und etwas von seinen millionenfachen Buchverkäufen haben – ein durchaus verständlicher Gedanke. Beiden fehlte das hundertprozentige Aufeinanderzugehen, vielleicht auch intensivere Gespräche um sein

in Arbeit befindliches Buch, das ihn immer total ausfüllte.
Jahre nach der Scheidung, sie waren sieben Jahre verheiratet, besuchten wir Helena Simmel noch mal, kurz vor ihrem Tod, in ihrer Wohnung am Boulevard d'Italie in Monaco. Als sie uns im dunkelbraunen Hausmantel die Tür öffnete, haben wir sie kaum erkannt. Sie hatte sich als Mitbringsel Schwarzwälder Schinken gewünscht und für Moustique ein Wiener Würstchen. Mit den nur 49 Kilogramm war sie sehr dünn. Die Häppchen, die ich ihr in der Küche machte, rührte sie nicht an; trank nur Bier – und rauchte. Von der großen Krebsoperation hat sie sich nie wieder erholt.
Johannes Mario Simmel fand sein neues Zuhause in einer eleganten Wohnung mit Blick auf den Zuger See.
Erst jetzt merkte er, daß seine zweite Frau (Helena war die dritte) – nun die vierte Frau – die richtige für ihn war, mit der er noch ein paar Jahre überaus harmonisch zusammenleben konnte, bevor sie auch an Krebs starb.
Kreativität und Tragik – manchmal liegen sie dicht beieinander.
Haben Sie mal an kreatives Denken gedacht? Wenn Sie sich vornehmen, zu einem lieben Menschen ganz bewußt zu sagen: »Ja, du hast recht, ich bin ganz deiner Meinung«, dann werden Sie merken, wie er vielleicht zuerst stutzt, weil Sie das vielleicht

nie vorher gesagt haben, wie er dann auflebt, von innen heraus strahlt und an Selbstbewußtsein gewinnt.
Stärken Sie weiter seine Selbstsicherheit, sein Selbstwertgefühl, indem Sie aufmerksam zuhören, ihn erzählen lassen, denn alle, die viel alleine sind, haben ein besonders großes Mitteilungsbedürfnis.
Es gibt nur ein Problem: Es muß von Ihnen aus echt sein! Merken Sie, wie seine Stimme ruhiger und damit tiefer wird? Wir alle sprechen bei Aufregung heller. Sie werden in diesem Menschen jemand haben, der es gerne hat, wenn Sie sich um ihn kümmern.
Und da bin ich schon bei unserer schönen deutschen Sprache. Seien Sie kreativ und lernen Sie, Fremdwörter zu vermeiden. Seit 1980 gehöre ich zur schreibenden Zunft und bemühe mich auch, informativ und allgemeinverständlich zu schreiben. In den acht Jahren in Luxemburg habe ich gemerkt, wie sehr ich Deutsche bin und was mir Deutschland und unsere Sprache bedeuten.
Ja, ist das Zufall - oder kann man das erklären, daß gerade unsere großen deutschen Dichter, Literaten und Komponisten in so großer Zahl seit Jahrhunderten weltweit anerkannt und verehrt werden? Goethe, Schiller, Kant, Lessing, Uhland, Hesse, Beethoven, Brahms, Schubert - das ist nur ein kleiner Teil dieser berühmten Namen.
Doch zurück zur Gegenwart. Gestern fiel mir beim

Zahnarzt folgendes auf: Eine sehr hübsche Arzthelferin, mit toller Figur und bezauberndem Lächeln, erzählte mir irgend etwas, und mir rutschte vor Schreck fast der Mundspülbecher aus der Hand. Sie sprach so häßlich, so flüchtig, so unkonzentriert, so lässig, daß ihr ganzer sonstiger Charme in Frage gestellt war. Sie müßte mal darauf aufmerksam gemacht werden. Das wäre dann auch eine Form von Kreativität, an sich selbst zu arbeiten.

Da erinnere ich mich noch an den Versuch, ein Interview mit Eliette von Karajan zu bekommen. Das Wort Versuch sagt schon, daß es nichts wurde.

Ich hatte sämtliche Telefonnummern der Karajans. Vom Sekretariat des Festspielhauses in Salzburg, mit seiner geduldigen Sekretärin, Frau Salzburger, über Anif, St. Tropez bis zum »Chesa Helisara« in St. Moritz.

In ihrem drolligen Deutsch – Eliette von Karajan ist in Nizza groß geworden – gab sie mir immer wieder einen Korb. Es war die Zeit, in der sie viel malte. Diese 25 wunderschönen Illustrationen der Karajan-Edition, die bei der Deutschen Grammophon erstmals als limitierte Serie aufgelegt wurden, erschienen zum 80. Geburtstag von Herbert von Karajan. Alle Bilder sind in Blautönen, die an Landschaften erinnern könnten.

Die Aufzeichnungen auf Compact-Discs kommen in der Wiedergabe einem Originalkonzert sehr nahe. Herbert von Karajan hat sich gerade dieser Technik

ganz intensiv gewidmet, und so entstanden die »100 Meisterwerke«.
So rief ich eines Abends wieder mal in St. Moritz an und versuchte auf französisch, Eliette von Karajan an den Apparat zu bekommen. Da sagte eine energische Stimme: »Bei uns im Haus wird deutsch gesprochen.« Es war Herbert von Karajan, der mein Erschrecken gleich merkte, sich wegen seiner Barschheit entschuldigte und seine Frau an das Telefon rief.
Es sind viele Seiten geworden. Kreativität ist eben etwas, das uns alle beschäftigen sollte, auch, wenn es nicht immer die großen Dinge sind, die uns den Weg weisen, wie ich es am Anfang sagte.
Ein Thema, besonders für Frauen? Sicher nicht. Die Kreativität der Männer ist stärker, eindeutiger – Frauen sind sicher empfindsamer.

17 Sind Frauen stärker als Männer?

Italienische Männer und ihre »mamma« – das ist ein Kapitel für sich! Noch in der Ehe ihres Sohnes zieht die »mamma« im Hintergrund die Fäden. Gerade in den romanischen Ländern ist die Stellung der Frau und Mutter stärker als bei uns. Auch hier ist die Mutter der Mittelpunkt der Familie, die ausgleicht, beruhigt, vermittelt und möglichst gerecht sein sollte. Von daher kommt es auch, daß für gewisse Dinge die Frau der stärkere Teil ist.

Bereits in der Schule haben wir gelernt, daß die Frauen stärker sind wegen der Erhaltung der Art. Wir sind zäher, halten besser Schmerzen aus und werden laut Statistik auch älter.

Schon in der Familie gerecht zu sein, ist schwierig. Emotional neigt jeder dem einen oder anderen mehr zu. Ist man bei dem einen schneller kritisch, sieht man bei dem anderen über mehr Dinge hinweg, toleriert Sachen, bei denen man auf die Palme gehen würde, täte sie ein anderer. Das liegt viel an der Ausstrahlung, der Personality eines Menschen.

Von Heinz Rühmann erzählte man, daß, wenn er einen Raum betrat, sich viele nach ihm umdrehten, die sein Eintreten gar nicht bemerkt hatten. Dieser Charme eines Menschen, manchmal sogar sein Charisma, bringen uns dazu, nicht mehr ganz objektiv zu sein – was uns weiter dazu führt, ihn für stärker zu halten.
Mein Mann und ich wundern uns oft über die schlechte Menschenkenntnis unserer Mitbürger. Erstaunlicherweise stimmen wir beide in der Beurteilung fast immer überein. Wenn man ganz unvoreingenommen jemand bewertet, immer auch die guten Charaktereigenschaften sieht, die ja jeder hat, dann sollte es nicht so schwer sein, im Urteil richtig zu liegen. Wir hören auch die falschen Töne oder Zwischentöne einer Unterhaltung. Oft klingt bei mir ein Satz nach, den ich bei meiner Spontaneität überhört habe, den ich aber wörtlich wiedergeben kann.
Warum haben manche Filme, manche Fernsehserien so großen Erfolg? Auch, weil die Dinge stimmen, sie echt sind. Vielleicht sind die Frauen etwas mehr schauspielerisch begabt, das muß nicht immer negativ sein, aber ich glaube, daß ein Mann meistens das sieht, was er sehen sollte – die Frau also in der stärkeren Position ist. Wer alles sieht, hört, fühlt, mitbekommt, ist sowieso besser dran. Ein Mann ist da auch etwas bequemer, hält sich nicht mit diesen Kleinigkeiten auf und über-

sieht dabei, daß er sich schon wieder auf die schwächere Seite begibt.
Wenn es aber um seinen geliebten Beruf geht, sei es im Handwerk, in der Technik oder im Kaufmännischen, da sind die Männer uns oft ein Stück voraus. - Etwas Typisches: Eine tüchtige Angestellte wollte unbedingt als Mitinhaberin in die Firma aufgenommen werden, in der sie arbeitete. Zwar mit starkem Willen - doch ohne Eigenkapital. Sie versuchte vergebens, einen Kredit bei der Bank zu bekommen. Die ist klug, urteilte jemand - nein die ist clever, war die wohl richtigere Antwort. Diesmal hatte der Chef die Sache durchschaut. Ein Vorfall, zwei Beurteilungen.
Dieses Beschützende hat eine Frau nicht nur für ihre Kinder, sondern auch für ihren Mann, der sich oft in Geldangelegenheiten, bei Einkäufen total auf sie verläßt - und meistens gut dabei fährt.
Ich weiß auch einen anderen Fall. Da sollte ein Saga-Nerzmantel nur 1800 Mark gekostet haben, was der Mann glaubte - und bezahlte - weil das Preisschild geändert war. Ein Kleinkredit über den fehlenden Betrag wurde vom Wirtschaftsgeld abbezahlt! Mit jedem Ehemann könnte man das nicht machen, denn er sollte wissen, wen er geheiratet hat!
Manchmal dauert es jahrelang, bis ein Mann in einer Beziehung merkt, daß er nur ausgenutzt wird - es geht auch schon mal schneller. Wie ist so

etwas möglich? Eine Frau würde das eher merken, Männer sind viel gutgläubiger. Eine Frau sagte mir mal: »Ich sehe eine Frau mit den Augen eines Mannes«, wobei mehr die äußeren Attribute gemeint waren – aber dieser Satz zeigt auch, daß sie sich einem Mann überlegen fühlt, denn da klingt mit, daß er über den äußeren Eindruck die anderen Werte übersieht.

Es gibt auch Menschen mit zwei Gesichtern; da sind wir mal ziemlich hereingefallen. Zunächst hilfsbereit, einfühlsam, aufmerksam und offen. Wir dankten es ihm, indem wir im Urlaub Haus und Garten versorgten, ihm mal so zwischendurch den ganzen Garten vom Unkraut befreiten. So etwas hatte er noch nie erlebt! Später war er ungerecht, hinterhältig, sogar falsch. Zuletzt tat ihm das leid, er stellte eine Flasche Sekt vor unsere Tür und lud uns zum Essen ein – aber das Vertrauen war gebrochen, es ging nicht mehr.

Wie sollte ein Ehepaar sein? Wie ein Türschloß, meine ich, das nur einschnappt, wenn zwei verschiedene Teile zusammenpassen, auch wenn ein Teil der stärkere Teil ist.

Noch etwas liegt uns Frauen mehr – dieses Weiterdenken. Ist das angeboren oder erworben? Ich meine so im Haushalt. Wir müssen immer an die nächste Mahlzeit denken, was essen wir morgen? Alles rechtzeitig besorgen, was wird am Wochenende getan, was in den Ferien? Bei der Hausarbeit haben wir ja den Kopf frei, da kann alles geplant werden. Bei uns herrscht »Zettelwirtschaft«, alles wird sofort notiert.

Lerne ich nur einen Ehepartner kennen, so versuche ich gleich, mir das Gegenstück vorzustellen. Ist er ein künstlerischer Typ, etwas versponnen, weich, so habe ich meistens recht, daß sein Ehegespons der praktischere Teil in der Ehe ist. Das ganze stimmt auch umgekehrt. Ein Team muß man sein. Zwei Schwache zusammen, das bringt oft nichts, genauso wie zwei starke Partner, bei denen die Untertassen fliegen können. Kritische Situationen versuchen, nicht ausufern zu lassen. Bei etwas mehr Geduld wäre manches noch zu retten.

Mit den Namen starker Frauen könnte man Bände füllen. Es gilt zu unterscheiden, ob stark nur für sich selbst, zuungunsten ihres Mannes stark oder zu seinen Gunsten.

In letzter Zeit war es Lea Rabin in Israel, die uns auffiel. Mich berührte ihr Schicksal besonders, weil sie in Königsberg geboren wurde, nur sechs Jahre jünger ist und ich mit einer jüdischen Klassenkameradin etwas erlebte, das mir viele Gedanken machte. Es war die Erna-Ruth, ihr Vater war der Rabbiner in unserer Stadt. Wir waren nicht gerade befreundet, aber doch so drei bis vier Jahre in der Klasse zusammen. Ich kannte ihre Eltern, ihren Bruder, war auch in der Wohnung und bewunderte ihre Kenntnisse im Hebräischen, wenn sie uns mal von rechts nach links etwas vorlas. Viele Jahre nach dem Krieg erhielt ich ihre Adresse und schrieb nach Tel Aviv. Erna-Ruth nannte sich jetzt Esther, hatte zwei Söhne, ihr Mann war Fremdenführer, und sie hatte inzwischen Schneiderin gelernt. Das alles stand in ihrem Antwortbrief, in den sie ein paar Fotos gelegt hatte, worauf sie fast so aussah wie früher. Nur – sie konnte sich nicht an mich erinnern! Lange brauchte ich, um das zu begreifen. Es kann nur so sein, daß sie durch den Schock der Flucht, des Neuanfanges und all die schrecklichen Dinge, die passiert sind, diesen Teil ihres Lebens total ausradiert hatte.

Lea Rabin könnte das sicher verstehen, schade daß ich nicht mit ihr darüber sprechen konnte. Ihre Stärke galt ihrem Mann Yitzhak, den sie auch politisch unterstützte. Viele Menschen sind von dieser Frau beeindruckt, was auch ihr Buch »Ich gehe weiter auf seinem Weg« zeigt, das in den Bestsellerlisten steht.

Zu den eher unauffälligen, aber so sehr sympathischen Frauen gehört Heidelinde Weis, die neun Jahre ihren Mann nach einem Gehirnschlag pflegte. Ihre schauspielerische Arbeit richtete sich nach ihrem Mann Hellmuth Duna, mal eine Rolle im »Traumschiff«, mal Theater in München. Sie ist mit ihrem Leben zufrieden – immer Optimist.

Auch die große Sängerin Montserrat Caballé gehört zu den starken Frauen. Sie ist das beste Beispiel dafür, daß neben ihrem großen Können, ihrem Fleiß und ihrer Energie die Herzlichkeit und der Charme alles überstrahlt. Eine schlanke Montserrat Caballé könnten wir uns nicht vorstellen – sie darf eben so sein!

Curd Jürgens gehört zu den ganz großen Schauspieler-Persönlichkeiten und seine Margie zu den starken Frauen, der er sich nach seinen schweren Herzoperationen gerne unterordnete. An einem seiner letzten Tage auf seinem wundervollen Besitz in St. Paul de Vence, so zehn Kilometer nördlich von Nizza, waren wir seine Gäste. Der Presse war er immer zugetan, und so kam seine Einladung, ihn in St. Paul de Vence zu einem Interview zu besuchen, gar nicht so überraschend. Ein paar Monate vorher hatten wir uns kennengelernt.

»Wenn ich die große Narbe nicht sehen würde, könnte ich vergessen, daß ich diese beiden schweren Herzoperationen hinter mir habe«, empfing er uns – mein Mann war von unserem Ferienort Cannes gefahren.

Er war toll braun, und schmunzelnd meinte er: »Ein wenig liegt das auch am Tiroler Nußöl, das mir mein alter Freund Luis Trenker bereits vor Jahrzehnten empfohlen hat.«

Er zeigte uns seinen Besitz, der stufenförmig angelegt ist. Das Haus mit der riesigen Halle, darüber eine große Terrasse vor dem Schlafzimmer, ist von ihm, wie manche seiner Häuser, selbst geplant worden. Die Häuser sind seine Kinder, sagt man.

»Hier war nur Gestrüpp. Jedes Fenster habe ich selbst entworfen«, erfahre ich.

Die pinkfarbene Sitzgruppe ist der Farbfleck in der Halle. Daneben eine Bar, offensichtlich nicht auf alkoholfreie Getränke eingestellt, denn mein Orangensaft muß aus der Küche geholt werden. Im Hintergrund der birnenförmige Kamin, umrahmt von der Bibliothek mit 4000 Bänden, die er noch lesen wollte...

Neben einer Madonna aus dem Mittelalter führt die geschwungene Treppe zum oberen Stockwerk.

Natürlich gibt es auch eine Bar unten am Swimmingpool, und als wir langsam die Stufen wieder zum Haus hinaufsteigen, zähle ich: 60 Stufen!

»Das ist für mich gleich ein Training«, meinte er, für seine Frau, trotz diverser Haustelefone, sicher ab und zu ein Grund zum Stöhnen.

Wir unterhielten uns über Menschenkenntnis. Trotzdem er überdurchschnittlich viele Menschen in der ganzen Welt kannte und sich auf seine Menschenkenntnis etwas einzubilden glaubte, ist er gerade tüchtig hereingefallen. »Weil ich irrsinnig abergläubisch bin, und weil der Name dieses großen, vierschrötigen Mannes, den ich als ›gardien‹, also als Wächter und auch für Malerarbeiten einstellte, den ich auch noch recht sympathisch fand, als Hüter des Hauses paßte.«

Nomen est omen, dachte ich.

»Rechnungen hat er mir ausgestellt, das Haus verkommen lassen, und seine Frau, die noch kommen sollte, kam niemals. Er hatte gar keine! Da habe ich ihn rausgeschmissen und mich gewundert, daß ich mich so irren konnte. Sie sehen, so etwas passiert auch mir!«

Seinem Haus auf dem Cap Ferrat trauerte er nicht nach. Er bewohnte es zehn Jahre, bevor er zuerst nach Vence, danach erst nach St. Paul de Vence zog.

»In dieser Millionärsclique fühlte ich mich nicht mehr wohl. Hier unten, im ›La Colombe d'Or‹ sind Künstler, Maler und Bildhauer. Ich habe mich wohl geändert und habe natürlich auch eine faszinierende Frau.«

Mit Margie Jürgens, der früheren Frau seines Freundes Hermann Schmitz, war er seit 1978 verheiratet. Es ist zutreffend, wenn er in seiner Autobiographie »...und kein bißchen weise« sie als einen schönen Massai bezeichnet, einen edlen Krieger aus Kenia, mit dunkler Hautfarbe, feinen, langen Gliedern und kräftigen Händen und Füßen.

Margie hatte ein rotes Kleid an, mit wenig Stoff und vielen Fransen. Sie war Mannequin, er verbesserte sich zum englischen »model«.

Eine starke Frau ist sie auch, wenn es um seine Belange geht.
»Wo sind wir morgen?« fragte er sie, und: »Was machen wir am Donnerstag?«
Ich bemerkte, daß sie zu unserem Auto ging, das mein Mann neben dem Rolls-Royce und einem dunklen Golf unter einer Überdachung abgestellt hatte.
Vertrauen ist gut, Kontrolle ist besser, dachte ich.
So souverän ist sie auch beim Kauf ihrer Garderobe. Nicht nur immer »Haute Couture«, auch schon mal »Brenninkmeyer«, wenn ihr etwas gefällt. Sie hat seit langem ganz ihren eigenen Stil.
»Meine früheren Frauen habe ich modisch ungeheuer beeinflußt«, hörte ich zu meinem Erstaunen. »Margie überhaupt nicht. Bei ihr bin ich Zuschauer. Ich gehe gerne mal zu Modenschauen mit, wenn wir gerade in Paris sind oder sonstwo.«
Ja, diese Margie. Sie ist ziemlich groß, sehr offen in ihrer Art, sehr direkt, nimmt kein Blatt vor den Mund, ist dabei unbedingt faszinierend und fotogen. Ihren Einfluß auf den damals mehr duldsamen Curd Jürgens sollte man nicht unterschätzen. Wer Curd Jürgens sagte, der mußte auch Margie Jürgens sagen.
Also – die Frauen sind schon stärker, ist mein Fazit, und der Mann profitiert davon, wenn diese Stärke in die richtigen Bahnen gelenkt wird.
Margie Jürgens, selbst eine starke Persönlichkeit,

findet schwer jemanden, der auch nur annähernd Curd Jürgens gleichkommt. Ich kann sie verstehen, daß sie dann lieber alleine lebt.
Meine Freundin hat diese Probleme nicht. Sie findet eigentlich schnell Anschluß.

18 Anschluß suchen: gar nicht so schwierig

Einen Zahnarzttermin konnte ich nicht absagen gerade in den Tagen, als meine Freundin uns besuchte. Sie wollte lieber bei dem schönen Wetter draußen auf einer Parkbank warten als im Wartezimmer. Und was sah ich, als ich zurückkam? Sie war ganz vertieft in ein Gespräch mit ihrer Banknachbarin, daß ich fast zu früh zurückkam. Sie sehen also, bei manchen Menschen geht es ganz schnell, Kontakt mit jemandem aufzunehmen.

Eine langjährige Freundschaft entstand bei meiner Schwester an der Straßenbahnhaltestelle. Nur – einer muß das erste Wort sagen. Könnten Sie das?

Wir saßen monatelang jede Woche einmal vormittags beim Kaffeetrinken am Nebentisch einer alleinstehenden älteren Dame. Zuerst grüßten wir uns sehr nett, bis mir das zu dumm wurde und ich sie fragte, ob sie sich nicht an unseren Tisch setzen wollte. Das war vor zehn Jahren, und vor zwei Wochen haben wir sie wieder mal in Rottach-Egern besucht, zur sehr großen Freude von uns allen. Ge-

rade rief sie an und sagte: »Sie glauben gar nicht, wie ich Sie vermisse!«
Im nächsten Jahr sind wir wieder da; hoffentlich sind wir dann noch alle gesund. Ein Jahr, zwölf Monate, sind beim Älterwerden schon eine lange Zeit, und Sie sollten beim Bestellen von Appartements, Hotels oder Reisen unbedingt eine Ausfallversicherung abschließen!
Zugreisen könnten genauso der Anfang zu einer Bekanntschaft sein. Meine Freundin reiste von München nach Stuttgart und fand einen Sitzplatz gegenüber einer gleichaltrigen Dame, die ihr auf Anhieb sympathisch war. Sie dachte schon, daß ihr diese Frau fast vertraut war, bis sie dann merkte, daß es die Gisela aus Nürnberg war! Für ein paar Jahre war sie in unserer Klasse, bevor ihre Eltern nach Königsberg zogen. Natürlich großes Hallo – und jetzt bleiben sie telefonisch in Verbindung.
Warum laufen so viele ältere Frauen alleine herum? Die meisten alleinstehenden Menschen möchten gerne mal angesprochen werden, und sei es nur über das Wetter. Bei gegenseitigem Zutrauen könnte man ja mal die Telefonnummern austauschen – aber dieser zweite Schritt scheint mir schwerer zu sein als der erste Schritt. Mal so ganz unverbindlich ein paar Sätze Konversation machen, das geht fast noch – nur nicht einem zunächst noch Fremden einen kleinen Zipfel zu seinem Herzen öffnen, das ist die eigentliche Schwierigkeit. Wenn Sie

sich mal darüber im klaren sind, ob Sie das wollen, dann ist bald das Eis gebrochen und ein neuer Anfang gemacht.
Alleine in Urlaub zu fahren, da schlagen viele die Hände über dem Kopf zusammen und sagen: »Nie!« Ich finde, es ist doch viel leichter, im Flugzeug, im Bus, in der Bahn, in der Pension, im Hotel Kontakt aufzunehmen, wo jeder fremd ist. Es muß ja nicht gerade das Nonplusultra an Freundschaft sein, vielleicht ein paar gemeinsame Interessen, die Freude an der schönen Natur, in bißchen über Politik schimpfen, das tut schon gut!
Wenn sie zu zweit ein Hotel buchen wollen, dann sind zwei Schlafzimmer meistens besser. Lieber einmal weniger verreisen, dann aber mit eigenem Badezimmer und einem bißchen Komfort.
Ein Beispiel für Betriebsamkeit mit Anpassungsvermögen ist die Marianne. Tennis war immer dran, dann folgte Bridge. Jetzt ist Golf dazugekommen und Schach!
Besonders beliebt sind die Volkshochschulen, wo man Menschen trifft, die die gleiche Richtung für ein bestimmtes Thema haben. Und der Sport, soweit das noch möglich ist. Bei uns werden gemeinsame Wanderungen angeboten, wie sicher in jeder Stadt. Wem das nicht zuviel ist, der ist auch dort gut aufgehoben. Bei der anschließenden Tasse Kaffee sind dann alle Hindernisse des neuen Kennenlernens beseitigt.

Haben Sie mal jemand beim Arzt kennengelernt? Gemeinsames Leid verbindet auch! Und wenn man das ein bißchen von der lockeren Seite nimmt, dann gibt es sogar dort etwas zu lachen. Man kann ja nicht nur traurig sein. Geteiltes Leid ist ja bekanntlich halbes Leid!

Aus unserer Klasse haben wir nicht viele, die geheiratet haben, weil gerade die Jahrgänge von 1918 bis 1922 die meisten Verluste im letzten Krieg hatten. So leben die meisten von ihnen schon immer alleine, und es ist verschieden, wie sie damit zurechtkommen. Manche sind krank, haben Depressionen, andere kompensieren das durch Aktivität und Freundschaften. Auch die Schulfreundinnen von mir, die acht bis zehn Jahre ältere Männer heirateten, sind meistens schon alleine. Sie hatten es in den ersten Ehejahren besser, ihre Ehepartner schon eine gefestigte Position, sie hatten Kinder – sind dafür jetzt früher allein. Wer damals einen gleichaltrigen Ehemann hatte, war meistens berufstätig und ist noch jetzt oft mit dem Partner zusammen.

Anschluß suchen könnten Sie auch in Künstlerkreisen. Eine Einladung zu einer Vernissage zu bekommen, sollte möglich sein. Sehen Sie mal in die Zeitung. Mit einem Glas Sekt in der Hand und ein paar kühnen Sätzen fällt das Anknüpfen vielleicht leichter. Oder selbst mal etwas Künstlerisches tun? Es ist noch kein Meister vom Himmel gefallen, die Haupt-

sache ist, es macht selbst Spaß. Wie wäre es, mal Geburtstagskarten selbst zu entwerfen? Egal ob mit Schrift oder einer kleinen Zeichnung. Es ist nie zu spät, etwas Neues zu beginnen.
In unserer Familie passierte folgendes: Ein neuer, sportlicher Freund tauchte bei meiner unsportlichen Cousine auf; sie so Anfang 70, er auch noch vier Jahre jünger! Jedes Wochenende fuhren sie raus, liefen kilometerweit – und was war der Erfolg? Meine Cousine krächzte am Telefon wie ein Rabe, sie hatte sich total erkältet und hatte wochenlang mit Bronchitis und Halsschmerzen zu tun. Sie wagte aber nicht zu sagen, daß ihr diese langen Wanderungen zuviel waren, wollte mithalten, zeigen, wie fit sie noch ist. Ihre diversen Freundinnen maulten, weil sie jetzt abgemeldet waren. Na, mal sehen, wie es weitergeht.
Seine körperlichen Grenzen sollte man schon kennen, keiner kann aus seiner Haut heraus, und aus einem ruhigen, introvertierten Menschen wird man keinen Sausewind machen.
Und noch etwas sollten wir beim Älterwerden bedenken: Die Zeit läuft gegen uns!
Eine ganz liebe, hübsche und schicke Freundin lebt schon Jahrzehnte allein. Ich werde nie begreifen, daß sie in all den Jahren keine männlichen Bekannten hatte, die mit ihr mal ausgingen, ins Theater, ins Kino oder in ein Konzert. Ich glaube, sie ist in den 20 Jahren nicht mal zu einer Tasse Kaffee von

einem Mann eingeladen worden! Andere hatten in dieser Zeit schon ein Dutzend Bekannte, die ihre Freundschaften dazu benutzten, sich zu Reisen und anderen Vergnügen einladen zu lassen. Man hat einen schlechten Charakter, wenn man Geschenke und Einladungen nur aus Berechnung annimmt.
Eigentlich ist es auch heute noch modern, einen guten Charakter zu haben. Und schwindeln sollte man auch nicht. Ein so gutes Gedächtnis hat keiner, um alles zu behalten, was man mal so direkt neben der Wahrheit gesagt hat.
Zum Glück gibt es noch ältere Menschen, die gut alleine zurechtkommen. Ich kenne eine Frau mit Herz, die in ihrer gemütlichen Wohnung wie ein Kater hinter dem Ofen schnurren könnte. Sie ist alleine, aber nicht einsam. Nach ihrem langen Berufsleben genießt sie jetzt ihre Freiheit das zu tun, was sie jahrzehntelang nicht tun konnte; vor allem Lesen! Aus ihrem Bücherschatz haben wir schon manche Bereicherung erfahren. Oder sie hört im Radio Sendungen in französisch, um sich so nach und nach wieder in diese schöne Sprache hineinzuhören. Es ist immer erfreulich, sie mal zu besuchen.
Sie sehen, es ist ein weites Feld, Anschluß zu suchen. Ich wünsche Ihnen, daß Sie das Richtige finden.
Gehören Sie aber zu denen, die es nicht fertig brin-

gen, selbst einen Kontakt aufzunehmen, dann ist ein Seniorenheim ein Weg, leichter zu Gesprächen mit Gleichgesinnten zu kommen. Die Vorstufe zum Altersheim wäre ein Haus für »Betreutes Wohnen«, das heute immer mehr gefragt ist und auch angeboten wird.

19 Altersheim – ja oder nein?

Es war wieder mal beim Zahnarzt. Wir waren die drei Letzten, es dauerte und dauerte. Unser Gegenüber rutschte schon nervös auf dem Stuhl hin und her, stand auf und sagte zu uns: »Ich bin hier in einem Altersheim; ich muß anrufen, daß ich nicht pünktlich um zwölf Uhr zum Mittagessen kommen kann.«

Sie sah aus wie 70. Ich dachte, na, vielleicht 80 – und wie alt war sie? 93 Jahre! Ein Plus für Altersheime, denn sie ist schon seit zehn Jahren zufrieden dort! Das muß ich mir ansehen, war sofort mein Gedanke, und sie war bereit, daß wir uns bei ihr treffen.

»Bis 90 ging es, da merkte ich noch wenig vom Alter«, erzählte sie mir. »Doch jetzt mit 93 brauche ich ein Hörgerät und bin doch nicht mehr so belastbar.«

Sie hatte das Glück, sich ein komfortables Heim leisten zu können. Es ist ein umgebautes Hotel mit großem Park, liegt ebenerdig, die Stadt ist noch zu Fuß zu erreichen, obwohl Heimbusse fahren, und der Clou ist das Hallenschwimmbad, das schon im

Hotel war. Vervollständigt wird die Sache von einem kleinen Restaurant, eigentlich mehr ein Plätzchen zum Kaffeetrinken, einem Friseur, Sauna, Billardraum und Tiefgarage.
Residenz hört sich ja auch viel besser an - es ist fast das perfekte Heim für das Alter - wenn solch ein Zuhause für die meisten nicht zu teuer wäre! Für mich auch.
Heute gibt es schon mal einen freien Platz, sogar hier mit angeschlossener Pflegestation. Unsere Freundin in Rottach-Egern hat vier Jahre auf einen Platz gewartet! Für meine Mutter suchten wir vor ein paar Jahren auch etwas, fuhren landauf, landab – alles voll. Ein halbes Jahr nach der Beerdigung erhielten wir die Nachricht, daß ein kleines Appartement frei geworden war!
Überall bemüht man sich, Heime für Ältere zu bauen. Inzwischen hat sich herumgesprochen, daß ältere Menschen nicht unbedingt auf der grünen Wiese oder am Waldrand wohnen wollen, sondern in der Stadt oder stadtnah. Die alte Mutter meiner Freundin hat es ihr besonders ans Herz gelegt: »Denke daran, daß du im Alter mal nicht so in der Einsamkeit wohnst wie ich!« Sie langweilte sich da draußen fürchterlich!
Es gibt städtische Heime, kirchliche Institutionen, Stifte, kleine Privatheime, meistens mit liebevoller Betreuung, großem Unterhaltungsprogramm und Hilfe bei tausend Gelegenheiten. Die Einkäufe wer-

den organisiert, keiner muß Flaschen schleppen, schwere Taschen – oder selbst putzen. Frühstück und Abendessen macht sich meistens jeder in seiner kleinen Küche selbst, mit dem Mittagessen ist es unterschiedlich; manchmal wird ein großes Tablett mit Suppe, Salat, Hauptgericht und Nachtisch, alles schön zugedeckt, zu den Zimmern gebracht; in anderen Heimen trifft man sich mittags im Speisesaal. Das läßt man sich besser vorher sagen, was dem einen oder dem anderen lieb ist.
Sie merken schon, in diesen Heimen wird den Bewohnern viel abgenommen. Wer schon pflegebedürftig ist, wird das begrüßen, andere fühlen, daß sie gar nichts mehr zu tun haben. Man wird ein bißchen zur Unselbständigkeit erzogen.
Die meisten älteren Menschen wollen – zunächst – nicht in so ein Heim! Davon war eine Ausnahme ein bekanntes Ehepaar von uns. Sie war erst Mitte 60, er etwas älter und gehbehindert. Mehrmals hörten wir, daß sie sich für Residenzen am Bodensee oder in Lugano interessierten. Das lag vor allem daran, daß sie eine Phobie, eine Angst vor dem Kochen hatte.
Eine etwas entfernte Verwandte erzählte mir jeden Sommer strahlend: »Meine schönste Zeit sind die vier Wochen bei meinen Kindern in Norddeutschland.« Sie wohnte in Süddeutschland und war regelmäßig schon nach drei Wochen wieder zurück. Dann ging es ihr zunehmend schlechter, der Taxifahrer mußte sie von der Wohnung zum Taxi führen,

wenn sie zum Arzt wollte – aber, bloß nicht ins Altersheim! Durch die wenige Bewegung nahm sie zu, konnte schon von daher schlechter laufen. Ein Schlaganfall und Krankenhaus waren die Folge.
Wenn man im Alter eine kleine und möglichst praktische Wohnung hat, ist der nächste Schritt, wenn man sich nicht mehr total versorgen kann, sich das Mittagessen bringen zu lassen. Schließlich sind fast alle Geschäfte auf das Liefern von Lebensmitteln eingestellt, und für die große Wäsche gibt es Wäschereien. Vielleicht ist mal eine Hilfe zum Saubermachen, Gardinenwaschen zu bekommen – oder Kinder, Enkelkinder und Freunde helfen. Nicht zu früh den ganzen Tag liegen!
Da gab es bei uns folgendes: Normalerweise geht man mit 75 Jahren in ein Heim, hier kam jemand mit 85 wieder raus, nach nur ein paar Tagen. Zunächst ging alles ganz gut, dann blieb sie den ganzen Tag im Bett, wurde versorgt, bis sie sagte: »Meine Beine tun es nicht mehr, ich kann nicht laufen!« Nun kommt eine Krankengymnastin, und was sah ich letztens? Sie konnte schon wieder, zunächst nachmittags, im Sessel sitzen, dann auch mit Stock und Hilfe ein wenig laufen.
Jeder weiß es, auch wenn man in jungen Jahren mal länger liegen muß, nimmt die Muskelmasse erschreckend schnell ab, und man muß erst wieder gehen lernen. Durch den Sport wissen wir: Ist die Verletzung im unteren Teil des Körpers, muß der

obere Teil trainiert werden und umgekehrt. Nach einer Meniskusoperation ist auch bei mir ein Oberschenkel dünner.

Zu Hause bleiben doch viele kleine Pflichten, das ist immer noch besser, als sich alles an Arbeit abnehmen zu lassen. Ich weiß, daß Heimbewohner auch nach zehn Jahren das Heim nicht als ihr Zuhause ansehen und soviel wie möglich draußen sind. Probewohnen gibt es natürlich auch! Das sollten Sie unbedingt machen, mal vier Wochen das Heimleben ausprobieren. Es ist eine Tatsache, daß man im Heim nur ältere Mitbewohner trifft! Auf diese Wahrheit muß man eingestellt sein. Dann bilden sich Cliquen - aber es soll schnell gehen, daß Neuankömmlinge aufgenommen werden, wenn sie dazu eine gewisse Bereitwilligkeit haben.

Das war bei uns in Luxemburg auch so. Alle Neuen wurden gleich bestürmt. Da erfuhr man wieder mal etwas, sah neue Gesichter, es gab wieder etwas zum Kritisieren, zum Schimpfen - auf jeden Fall gab es Abwechslung.

Ist Ihnen mal aufgefallen, daß man sich im Alter gerne älter macht? Gerade gestern hörte ich: »Ich werde 82«, dabei hat das noch genau acht Monate Zeit. Es ist der Stolz, es bis dahin geschafft zu haben. Genauso wie in jungen Jahren, da will man schon reifer und erwachsener sein. Nur im mittleren Alter, da mogelt man gerne ein paar Jährchen fort.

Dann gibt es viele Ältere, die nicht loslassen können, an ihrer Arbeit kleben, obwohl sie sicher wissen, daß sie diese Arbeit nicht mehr korrekt ausführen können.
Was vermißt man im Alter am meisten? Mal in den Arm genommen zu werden, jemand an der Hand zu halten, zu streicheln, mit Körperkontakt neben jemand zu sitzen. Ich glaube, jeder wird krank, der das lange Zeit nicht hat.
Auch ein liebes Telefongespräch, Anteilnahme, Verständnis für Krankheiten, Hilfe bei Besorgungen und geduldiges Zuhören sind überaus wichtig.
Wer gerne unterhalten wird, sich verwöhnen läßt und großzügig über Kleinigkeiten hinwegsieht, wer dazu über die Mittel verfügt, der kommt sicher mit so einer Wohnresidenz (nach vier Wochen Probewohnen!) zurecht. Es gibt auch Seniorenresidenzen auf Mallorca. – Pusselt man lieber in seiner kleinen Wohnung herum, kocht ein bißchen und liebt seine Selbständigkeit, der bleibt so lange in seinen vier Wänden, wie es geht.
Ist das Wort »Altenheim« ein Greuel für Sie? Dann versuchen Sie es doch mal in einem Heim für »Betreutes Wohnen«. Da ist zwar kein Essen dabei, aber man hilft Ihnen, je nach Gesundheitszustand.
Eine liebe Bekannte ging mit 68 Jahren in so ein Heim gleich mit dem Vorsatz, sich neutral zu verhalten. Zunächst große Erleichterung, daß sie den Umzug geschafft hatte, dann in paar Wochen Neu-

tralität, doch, wie es vorauszusehen war, fand sich auch hier ein kleiner Kreis, der gleiche Interessen hatte, sich gegenseitig besucht, um die langen Nachmittage und Abende zu verkürzen.
Die Lebenserwartung steigt weiter an. Für uns - wie schön! Doch viele neiden uns die Freiheit, die wir jetzt haben, vergessen aber, daß wir nach 1945 geschuftet haben wie die armen Irren, wenn ich das mal so salopp sagen darf. Die 48-Stunden-Woche war normal, dazu unendlich viele Überstunden. Das würde heute sicher nur jemand machen, der selbständig ist, wir kannten es nicht anders. - Also, Altenheim oder Betreutes Wohnen, das ist immer noch besser, als in der eigenen Wohnung unversorgt zu sein.
Eine weitere Möglichkeit wäre, mit einer Freundin zusammenzuziehen, was auch finanziell günstig wäre - doch jeder muß sein eigenes Zimmer haben, dann ein gemeinsames Wohnzimmer und eine Stundenhilfe für den Haushalt.
Nicht jeder hat das Glück, 50 Jahre verheiratet zu sein.

20 Wie hält man das 50 Jahre miteinander aus?

Unser Hochzeitstag, Ende April in Thüringen, war ein richtiger Sommertag. Wir konnten unter blühenden Bäumen in der offenen Kutsche ins Nachbardorf zum Standesamt fahren, wo uns der Dorfschmied traute.

Genau so ein Sommertag war unsere goldene Hochzeit, wo wir drei Tage im Hotel »Traube« in Tonbach im Schwarzwald waren und draußen im Schwimmbad baden konnten. Dazwischen liegen 50 Jahre einer oft schweren, trotz vieler Krankheiten und Operationen aber überaus glücklichen Ehe.

Dabei fing es ganz komisch an. Als wir in der kleinen Dorfkirche vor dem Altar standen, sagte der Pfarrer: »Darf ich um den Trauschein bitten?« Der steckte noch in der Anzugstasche vom Standesamt. »Bedaure, dann kann ich Sie nicht trauen.«

Meine Schwester lief zurück zum Haus meiner Tante, wo wir unsere Hochzeit feierten, und war in Kürze wieder in der Kirche, denn in diesem kleinen Dorf gab es, wie mein Vater zu sagen pflegte, nur zwölf Häuser und 13 Spitzbuben.

Mein Onkel, er war Lehrer und Kantor, spielte weiter Orgel und hatte von dem kleinen Drama nichts gemerkt.
Gleich nach dem Krieg als Flüchtling zu heiraten – das war nicht so einfach. Mein Mann war kriegsbeschädigt mit Lungensplitter usw., dazu hatte er Tage vorher hohes Fieber, das zwei Ärzte nicht herunterbekamen, und er wog bei 1,80 Meter Länge knapp 65 Kilo, so daß meine Mutter mit Recht sagte: »Du heiratest einen kranken Mann.«
Mein Vater war für Abbrucharbeiten eingezogen worden und kam total übermüdet erst morgens an. Er wurde ins Bett gesteckt zum Schlafen, ein neuer Trauzeuge mußte organisiert werden – doch das waren schon alle Mißgeschicke des Tages.
Für unseren kleinen Haushalt hatte meine Schwiegermutter etwas Geschirr und ein paar Kochtöpfe von ihren Verwandten geschnorrt, und ich hatte von Haushaltsführung und Kochen recht wenig Ahnung; es gab ja noch Lebensmittelkarten. Reis habe ich zum ersten Male gekocht, da war ich 30 Jahre alt und mußte ins Kochbuch sehen, ob ich den ins kalte oder kochende Wasser tun mußte.
Unsere zwei Zimmer auf dem Dorf waren die Lehrerwohnung, ohne fließend Wasser und ohne Toilette im Haus – im Sommer noch ganz gut zu ertragen. Im Winter bei Eiseskälte 40 Eimer Wasser von der Pumpe, so 50 Meter außerhalb des Hauses, für die große Wäsche zu holen und Seifenlauge und

Spülwasser wieder rauszutragen, das ist mir an der Wiege auch nicht gesungen worden.
Kochen mußte ich auf dem Kohleherd in der Küche mit selbstgehacktem Holz. Die Suppe aus Grünkernmehl, die ich zum Frühstück kochte und die wir mit Brot aßen, war nicht gerade aus einem Gourmet-Restaurant. Wenn im Winter das Waschwasser in der Dachkammer neben dem Schlafzimmer gefroren war, schliefen wir unten im Wohnzimmer. Mein Mann auf der Couch und ich auf einer Luftmatratze auf dem Fußboden.
Nach drei Jahren ging es in eine Kleinstadt, mein Mann wurde Rektor der dortigen Volksschule, ich gab Nachhilfeunterricht und führte die Gemeindekasse. Wir haben uns ja auf einem Lehrerseminar, also auf der Schulbank, kennengelernt. Und die schlimmsten Zeiten waren überstanden.
Ich versuchte immer, mein Scherflein zum Haushalt beizutragen.
Wenn wir von den Bauern zum Schlachtfest eingeladen wurden, war das ein Ereignis! Nur ging es uns danach drei Tage schlecht, weil wir das Fett nicht vertrugen.
Schon damals waren wir immer zusammen, bis heute nur mal ein paar Tage getrennt, und seit zehn Jahren sozusagen 24 Stunden am Tag zusammen. Ja, wie das geht? Einen großen Krach gab es nie! Warum? Schlecht zu sagen. Wir sind gleich alt, nur zehn Stunden im Alter auseinander und auch noch

»Zwillinge«! Vielleicht ist es das Wollen. Wir wollen beide glücklich verheiratet sein, mögen keinen Streit, lieben die Harmonie, haben vielfach die gleichen Interessen wie Literatur, Kunst, Reisen, Musik, unser gemütliches Zuhause, und sind vor allem froh, daß wir noch zusammen sind! Meine Freundinnen hatten meistens ältere Männer und sind schon lange alleine.

Im Temperament sind wir etwas verschieden, das ist auch ganz gut so; denn zwei Lebhafte oder zwei ganz Ruhige, das geht auch nicht.

Und – wir unterhalten uns gerne, es wird einfach alles besprochen, so daß ich bei anderen Menschen aufpassen muß, nicht alles »ungesiebt« zu sprechen, wie ich es zu Hause gewohnt bin. Sie merken schon, bei uns bin ich die Lebhaftere. Auch Friedrich Nietzsche (1844–1900) hielt dieses Miteinandersprechen für wichtig, denn er sagte im »Zarathustra«, den er von 1883 bis 1885 schrieb: Man soll beim Eingehen einer Ehe sich die Frage vorlegen: »Glaubst du, dich mit dieser Frau bis ins hohe Alter hinein gut zu unterhalten? Alles andere in der Ehe ist transitorisch, aber die meiste Zeit des Verkehrs gehört dem Gespräche an.«

Und er sagte auch: »Es ist ein großes Ding, immer zu Zwein zu sein!« Wenn ich nachdenke, kommt bei uns noch etwas dazu: Jeder will dem anderen immer die schwereren und schlechteren Arbeiten abnehmen.

Nach Thüringen kamen drei Jahre Hamburg, 15-Quadratmeter-Zimmer, 99 Stufen hoch, ohne Fahrstuhl. Wasser mußten wir in der Küche holen, eine Toilette für fünf Personen, kein Badezimmer und natürlich Ofenheizung.
Düsseldorf brachte uns dann eine richtige Zweizimmerwohnung mit Badezimmer!
Inzwischen hatten wir beide es auf je drei Berufe gebracht - aber Zwillinge sind ja vielseitig. Mein Mann machte dauernd Prüfungen, tippte stundenlang auf der Schreibmaschine, und sein Diplom nach nur drei Jahren Abendstudium - er kam dann abends gegen zehn Uhr mit der Straßenbahn nach Hause, da wir kein Auto hatten - war auch eine große Belastung.
Eigentlich hatten wir das Glück, uns parallel weiterzuentwickeln. Wer merkt, daß die Unterschiede immer größer werden, der sollte sich lieber trennen.
Und richtig, nach 23 Jahren in Düsseldorf ging es nach Luxemburg, wo meine journalistische Tätigkeit begann.
Zu den Frauen, die eine große Familie harmonisch zusammenhalten können, gehört auch Regina von Habsburg, die ich zum Interview in ihrem Haus in Pöcking am Starnberger See besuchte. Sie holte mich mit den beiden Schäferhunden vom Bahnhof ab, 1,78 Meter groß und schlank, im braunen Kärntner Lodenkostüm.
Kein Geheimnis gibt es um Adresse und Telefon-

nummer. Seit 1954 wohnen »die Habsburgs mit den sieben Kindern« in Pöcking, und jeder kennt sie.
Die Hanglage der »Villa Austria« bedingt eine Treppe zur Wohnetage, Treppen auch zu seinem Arbeitszimmer über dem Salon. »Einen Fahrstuhl könnte ich manchmal gut brauchen«, seufzte die Hausfrau.
Über dem weinroten Sofa im Salon hängt ein großes Gemälde von J. Stieler. Es zeigt die Erzherzogin Sophie, die Mutter von Kaiser Franz Joseph I. von Österreich. »Mit der Sophie lebe ich schon Jahrzehnte, ich mag sie einfach«, bekannte Regina von Habsburg.
Ein Jugendbildnis der Kaiserin Elisabeth, von Winterhalter gemalt, die besser als Sissi bekannt ist, hängt über dem Flügel.
Geschichte im ganzen Haus, immerhin war ihre Schwiegermutter die Exkaiserin Zita, zu der sie »Sie« sagte.
Regina besuchte nach dem Krieg die Soziale Frauenschule in München und war Helferin der Caritas.
Im Parkhotel in München sah sie Dr. Otto von Habsburg-Lothringen wieder, den sie schon als Kind kannte. Woran erinnerte sie sich? »Wir haben uns sofort prächtig unterhalten, gut gegessen, und seine schönen Hände sind mir aufgefallen.«
Die Hochzeit feierten sie am 10. Mai 1951 in Nancy, der alten Hauptstadt von Lothringen.

Wir saßen bei Apfeltorte und Kaffee im Salon, den Kaffee hatte sie selbst gekocht. »Das freut mich, daß Sie meinen Kaffee gut finden, das freut mich ungemein«, sagte sie fast erstaunt. Man sollte sie öfter mal loben, sie ist so dankbar dafür.
Das Tätigkeitsfeld von Dr. Otto von Habsburg ist das Europaparlament in Straßburg; er ist auch ein gefragter Redner. Sie führen eine Wochenendehe.
»Wir genießen es immer sehr, wenn wir zusammen sind. Besprechen alles. In allen wichtigen Sachen wie Kindererziehung, Politik und Gelddingen stimmen wir völlig überein und sind absolut einer Meinung. Das ist eben herrlich, wenn man genau weiß, wo man mit dem andern fest rechnen kann.«
»Wo hat er nur seine über 20 Bücher geschrieben?« fragte ich.
»Mein Mann ist der fleißigste Mensch den ich kenne, der nie fünf Minuten verliert. Wenn wir verreist waren, gehe ich erst mal herum, sage allen guten Tag. Er hat dann bereits alles ausgepackt und arbeitet am Schreibtisch. Wenn einer von uns so fleißig ist, das genügt«, lachte sie.
Regina von Habsburg kocht nur, wenn sie muß. Wenn keiner da ist und er Hunger hat, macht sich ihr Mann etwas warm.
»Natürlich sagen Sie: mein Mann«, sagte sie, als ich etwas herumdruckste, wie ich von ihrem Mann sprechen sollte; seitdem sage ich in allen passenden Situationen: ihr Mann!

In der »Villa Austria« lebt man gesund mit viel Gemüse, Kräutern und Sonnenblumenöl. Ist sie eine emanzipierte Frau, fragte ich.
»Ich finde es viel gescheiter, wenn man die Männer an ihrem Platz läßt. Wenn ich überlege, dann hat mein Mann doch meistens recht«, sagte sie, und, nach einer kleinen Überlegung: »Er hat eigentlich immer recht.«
Auch hier: Totales Vertrauen, große Achtung voreinander, Hilfe, wenn es nötig ist, und ein harmonisches Leben zusammen.
Das Erreichen der Altersgrenze ist schon ein großer Einschnitt, und erst die Praxis zeigt, wie das Leben danach ist. Es ist nicht wie zwei Wochen Ferien, sondern man ist 24 Stunden des Tages zusammen – als Dauerzustand. Jeder wundert sich, wenn dann Ehen nach über 30 Jahren auseinandergehen.
Zusammenleben heißt auch: zusammenwohnen. Das eigene Heim bekommt einen ganz anderen Stellenwert, denn man ist ja viel mehr zu Hause.
Geht es Ihnen auch so? In manchem Raum fühle ich mich besonders wohl. Ich bin aufgeschlossen, heiter, gut gestimmt und sehe mich interessiert um. Aus einem anderen Raum könnte ich förmlich vor Unbehagen flüchten, was sich auch auf mein Verhalten auswirkt.
Durch meine vielen Interviews war ich in Wohnungen, in Häusern und Palästen, die immer eine ganz besondere Wirkung auf mich hatten.

Vor langer Zeit sah sich unser Kaffeebesuch aufmerksam bei uns um und sagte: »Keine lauten Farben.« Es geht dabei nicht nur um Farben – sondern darum, daß eine Harmonie im Raum herrscht. Große Wände sollten gut aufgeteilt sein; darauf achten, daß ein Freiraum in der Mitte ist und nichts überladen wirkt. Freundliche, vor allem bequeme Polstermöbel, möglichst mit unauffälligem Muster, und viele Teppiche und Brücken bringen Wärme. Es müssen nicht immer die teuersten sein. Helle Wände und duftige Gardinen geben Frische, und Tisch- und Stehlampen verbreiten warmes Licht zu einer gemütlichen Atmosphäre. Unbedingt viele Bücher gehören in die Wohnung, sowie Bilder, Blumen und Reiseerinnerungen, dann ist es ein ganz kuscheliges Daheim, in dem man es auch 50 Jahre gemeinsam aushält.
Das ist meine Idee zum Thema Wohnen. Was man sonst noch aus seinem Leben machen kann, das erzähle ich Ihnen im nächsten Abschnitt.

21 »Was haste aus deinem Leben gemacht?«

Kann man eigentlich etwas aus seinem Leben machen? Wenn man es genauer überlegt, dann nur bedingt. Zum Beispiel die Generation meiner Eltern, vor 1900 geboren, zwei Kriege miterlebt, die waren nach dem Zweiten Weltkrieg über 50, meistens arm wie die Kirchenmäuse, und da noch mal den Schwung für einen Neuanfang zu haben, das war schon schwierig.

Ich erinnere mich daran. Wenn wir als Kinder mit etwas nicht zufrieden waren, sagte meine Mutter öfters: »Euch geht es viel zu gut, ihr solltet mal einen Krieg miterleben, da konnten wir nicht aussuchen, was wir haben wollten. Wir waren froh, wenn wir Schuhe in unserer Größe bekamen; ob die drückten oder nicht, danach fragte keiner.«

Drückende Schuhe waren für mich damals die »Quintessenz« vom Ersten Weltkrieg! In diesem Jahrhundert hat es die Generation meiner Eltern am schlimmsten erwischt. Fernsehen bekamen sie gerade noch mit. Die Waschmaschine kaum, und alles was danach kam – wie die Astronauten auf dem

Mond, Raumstationen, Satelliten, Computer, Video, Fax, Spülmaschine, Internet, um nur ein paar Sachen so kreuz und quer zu nennen – nicht mehr.
Ich glaube, es hat in keinen 50 Jahren der Menschheitsgeschichte solch eine stürmische und vielseitige Entwicklung gegeben wie in den letzten 50 Jahren.
Mein Vater starb schon 1957 in Magdeburg; er war ein Mensch ohne »Fortune« – es gibt kein besseres Wort dafür. Sechs Wochen vor seiner Pensionierung starb er. Dabei hatte er sich so auf die morgendlichen Reihensemmeln gefreut, die er nie bekam, weil er als Ingenieur und Betriebsleiter in einem großen Rüstungsbetrieb um sechs Uhr in seinem Büro war. Das hieß, täglich um 4.30 Uhr aufstehen und abends kurz nach neun Uhr schlafen gehen.
Die Flucht aus Westpreußen und das Verlassen unseres erst 1939 gebauten Hauses hat ihm seine Kraft genommen. In einem Brief schrieb er 1946: »Ich hoffe, daß auch noch mal vor unserer Tür die Sonne scheint!«
Zum Glück bekam das Krankenhaus in Magdeburg damals Medikamente aus dem Westen, so daß er bei seinem Leiden von den allerärgsten Schmerzen befreit wurde. Er konnte also nicht viel mehr aus seinem Leben machen.
Wer 70 Jahre alt geworden ist, der sollte schon mal sein Leben Revue passieren lassen. »Was haste aus deinem Leben gemacht?« fragte der Schuster Voigt

im »Hauptmann von Köpenick«. Bei ihm war die Antwort: Fußmatten im Gefängnis...

Daß man mit 70 aktiv sein kann, zeigte meine Mutter 1963, als sie mit Sack und Pack, Urne und Grabstein meines Vaters von Magdeburg nach Stuttgart zog. Es ist nie zu spät, auch im Alter etwas daraus machen zu wollen. Dieses »Wollen« spielt sich zuerst im Kopf ab. Jeder bekommt das Leben nur einmal geschenkt - es ist etwas ganz Kostbares, mit dem man sorgfältig umgehen muß. Wenn man zufrieden ist und feststellt, daß man für sich und für andere etwas getan hat, daß man seine Erfahrungen weitergegeben hat, ein paar Menschen glücklich machte, daß man geliebt wird - dann kann man seiner letzten Zeit gelassen entgegensehen.

Die kleinen Dinge im Leben sind oft wichtiger als die großen, und der gesunde Menschenverstand besser als große Intelligenz. Wer mit 70 noch halbwegs gesund ist und sich bewegen kann, der sollte froh sein.

Es war mal nach den Sieben-Uhr-Nachrichten, als ich Caterina Valentes Stimme überraschend im Radio Luxemburg hörte. Ich schwang mich in mein kleines Autochen - und hin zum Sender. Eine Reporterin, sozusagen noch vor dem Aufstehen, ist für einen Weltstar auch nicht das Wünschenswerteste. Einen Fotografen wehrte sie ab: »Ich bin nicht geschminkt.«

Sie blickte mich eher unbewegt und abwartend als

freundlich an. Wir verabredeten uns zum Mittagessen im »Sheraton-Hotel« am Flughafen in Luxemburg.

In den weißen Jeans wirkte sie sehr grazil, bei einem Idealgewicht von 53 Kilo bei 1,65 Meter Länge. Sie entstammt in sechster Generation einer alten italienischen Artistenfamilie und hat eine umfassende Schulung, die heute kaum jemand mitbekommen hat. In den Kriegsjahren arbeitete sie als Kellnerin in einem Essener Hotel, war Garderobiere und half im russischen Internierungslager in Odessa. Wie ihre Mutter war auch Caterina immer die Hauptverdienerin in der Familie.

Mit ihren feinnervigen Händen – sie erinnern an jene javanischer Tänzerinnen – hielt sie die Speisekarte. Ein Solitär von beträchtlicher Größe blitzte auf. Wer hat ihn ihr geschenkt? Sie selbst hat sich dieses herrliche Stück in Lugano gekauft – wie könnte es anders sein! »Ich bin nicht einsam«, sagte sie, »ich habe viele Freunde.« Aber sie ist so sensibel, daß ich bei ihr, trotz aller Heiterkeit und Ausgelassenheit, eine gewisse Tristesse spürte.

Die Valentes sind vielsprachig. In französisch, ihrer Muttersprache, denkt Caterina, ihr ältester Sohn, Eric, ist viersprachig, wie auch Alex, der Italienisch in der Schule hatte, weil ihr Zuhause die Villa »Corallo« in Bissone am Luganer See ist.

»Ich bin gepackt«, rief sie ihrem Manager zu. Ach ja, die Grammatik bei sechs Sprachen! Da hat sie wirklich morgens vor sieben Uhr alles gepackt. Disziplin, Ordnung und realistisches Denken sind ihre Merkmale. »Das habe ich von Papa. Meine Schwester Nina bringt alles durcheinander, Silvio schwebt in den Wolken, und mein anderer Bruder Pietro hat überhaupt keine Ordnung. Ich mußte schon als Kind alles einpacken, organisieren, die Schminkutensilien sortieren. Man verließ sich auf mich. Auch in meiner Küche kann ich alles im Dunkeln finden.«

Hat sie heute noch Lampenfieber? »Heute mehr als früher.«

Gegen Bronchitis, gegen Lampenfieber – immer Kamillentee, wie Udo Jürgens. Zur Entspannung und Zerstreuung: stricken. »Das können alle französischen Mädchen«, sagte sie. »Ich stricke Pullis für Eric und Alex, die auch passen, wenn sie fertig sind!«

Sie tanzte ihren Sohn Eric in einer Disco in Lugano schon mal unter den Tisch, fünf Stunden hintereinander. »Keiner tanzt so gut wie du, Mami«, sagte Eric.

Ja, »Mami« wurde sie von allen genannt, bevor sie überhaupt Mami wurde – sie war immer hilfsbereit, für jeden da, teilnehmend, mitfühlend – eben mütterlich.

Wir gingen aufeinander zu, um uns zu verabschieden. Als wir ganz nahe voreinander standen, umarmte mich Caterina spontan, küßte mich rechts und links. »So etwas Liebes«, murmelte ich erstaunt und gerührt vor mich hin.

Meine Generation, zu der Caterina Valente ja fast dazugehört – sie ist am 14. Januar 1931 geboren –, konnte sehr von dem Aufschwung nach dem Zweiten Weltkrieg profitieren. Es war ja alles nötig zu machen. Die Städte waren kaputt, fast alle hatten wenig anzuziehen, das Essen war dürftig, also gab es Arbeit an allen Ecken und Enden. Überstunden waren an der Tagesordnung, und Vergnügen wurde ganz klein geschrieben. Auch da galt der alte Satz: Beim Verfall oder Aufbau eines Landes kann man Gewinne machen!

Ich war Dienstmädchen, Lehrerin, 19 Jahre Bankkauffrau und arbeite seit fast 20 Jahren als Journalistin.

Und die heutige Generation? Die hat es schon wieder schwerer. Meine Nichte machte gerade heute ihr zweites Staatsexamen in Jura, mündlich, rief eben an, daß sie bestanden hat. Aber noch keine Anstellung – was nun?

In vielen Fächern gibt es einen Numerus clausus beim Studieren. Lehrstellen fehlen, über vier Millionen Arbeitslose. Sie verstehen, warum mein erster Satz hieß: Kann man eigentlich etwas aus seinem Leben machen?

Dabei bin ich immer Optimist, und alle Älteren sollten es auch sein. Zu jedem Leben gehören auch Fehlschläge, und so frage ich Sie: Wie steckt man eine Niederlage am besten weg?

Ein Standardsatz meiner Mutter war: Es sollte nicht

sein, oder: wer weiß, wozu das gut ist. Diese beiden Sätze sind ein kleiner Trost - aber mehr noch ein Aufbruch, ein Ansporn zu neuen Taten; denn oft erweist sich ein Mißlingen später als Gewinn. Man ist gezwungen, neu zu denken, etwas Neues anzufangen.

Sie kennen das auch: Man plagt sich und müht sich - alles ist zäh, es will einfach nicht werden. Umgekehrt läuft manches wie von selbst, sozusagen von einer Zauberhand geleitet. Hier könnten Sie sagen: Es sollte so sein - und es wird dann auch gut!

So kann man aus seinem Leben etwas machen, indem man auf diesen Lebensrhythmus achtet, der wie eine Wellenbewegung ist: mit abfallenden und aufsteigenden Bewegungen. Bei einem Tief nichts erzwingen wollen und ein Hoch kräftig ausnutzen.

22 Sein Haus bestellen

Eine Lungenembolie brachte einer lieben Verwandten, genauso alt wie ich, ganz plötzlich das Ende, gerade als sie aus dem Krankenhaus kam und wir alle glaubten, sie hätte es geschafft. Großer Schrecken überall. Was wird nun mit der Wohnung? Wer erbt? Wo bleibt der Hund? Das Testament? Leider kein Testamentsvollstrecker, alles blieb an den Erben hängen, nicht leicht, wer bekommt dies, wer das? Keine Einzelheiten im Testament, bei mehreren Erben ein Problem!
Die Haupterbin nahm fünf Kilo ab, verschiedene Berufszweige der beiden Erben erschwerten die Verhandlungen. Das war nicht vorgesehen, die Erblasserin war sehr korrekt, half überall, wollte nur das Beste. Noch heute, der Todesfall liegt über ein Jahr zurück, ist die Sache nicht zu Ende. Erst Verzögerungstaktik von dem Miterben, dann tausend Einwände und Beschwerden. Wochenlanges Warten auf die Antwortbriefe, und immer neue Ideen, noch mehr Geld zu bekommen, das für diesen Teilerben sowieso total überraschend kam.
»Stell dir vor«, sagte mein Mann, »das passiert

mir, und du sitzt mit allem da, du kannst mir leid tun!«

Wir leben bisher so, wie in den letzten Jahrzehnten. Natürlich muß ich in eine kleinere Wohnung, wenn ich mal alleine bin; aber man kann doch nicht schon mit 60 Jahren sein Lebensniveau so herabsetzen, bloß damit nachher der eine Ehepartner nicht mehr umziehen muß – das kann noch 20 Jahre dauern.

Ich bin Flüchtling aus Ostpreußen und Flüchtling aus Mitteldeutschland, da habe ich einige Praxis an Schicksalsschlägen. Nach der Flucht aus Ostpreußen mußte ich jahrelang an die Lebensmittel zu Hause denken, die ja kaputtgegangen sind, wenn sie sich nicht die Zurückgebliebenen geholt haben.

Als wir auch in Mitteldeutschland plötzlich alles verlassen mußten, quälte mich nachts der Gedanke an die unversorgten Tiere. Was ist aus den zahmen Hühnern, den hübschen Kaninchen, den Enten geworden? Wer füttert sie? Wenn ich morgens zerschlagen wach wurde, fiel mir ein, daß wir in der letzten Stadtwohnung gar keine Tiere mehr hatten!

Auch meine Mutter hatte vor ihrem Tod so ihre Vorstellungen. »Von dem Verkauf meiner Möbel und Kleider könnt ihr gut die Grabpflege bestreiten«, war ihre Meinung. Die Praxis sah so aus, daß wir für das Räumen der Wohnung noch bezahlen mußten, da nichts zu verkaufen war. Auch den Maler muß-

ten wir bezahlen, da das im Mietvertrag vermerkt war!
Meine Freundin in Berlin mußte nach dem Tod ihres Mannes aus einem Haus mit 180 Quadratmetern in eine Zweieinhalb-Zimmer-Wohnung mit 85 Quadratmetern. Es fiel ihr schwer, sich von dem gerade neuen Eßzimmer zu trennen, an dem ihr soviel lag und das sie weit unter Wert - und nach vielen Anzeigen - abgeben mußte.
Wenn ich mich so umsehe, was steht da alles so herum!
Ein paar Möbel müßte man abgeben, meistens Schränke, die ja voll sind! Vor ein paar Wochen haben wir 35 Fotoalben fachgemäß entsorgt! Das war vielleicht eine Arbeit, und nur zwei Fächer in einem Schrank sind frei geworden! Ein paar Säcke mit Schuhen und Kleidern brachten wir zum Roten Kreuz; doch die Schränke sind immer noch voll.
Auch eine Wohnung in der Nachbarschaft mußte geräumt werden: Kleider, Mäntel, Blusen; Röcke, Schuhe, Strümpfe, Wäsche, Betten, ferner Bücher, Lampen, Teppiche, Fotoalben, Schallplatten, Kassetten, Geschirr. Die ganze Küche, das Bad, der Flur. Waschmaschine und sonstige Elektrogeräte waren noch am besten unterzubringen. Dann die ganzen Akten, der Schriftkram. Welche Versicherungen laufen, was ist auf den Bankkonten los? Nachdem der Erbschein da ist, kommt man dort ran. Existiert ein Schließfach? Die Miete - oder bei einer Eigentums-

wohnung das Wohngeld – läuft weiter. Wie kann die Wohnung verkauft werden? Anzeigen aufgeben, immer wieder hin, wenn sich jemand die Wohnung ansehen will. Welche Gardinen werden übernommen? Lapidar sagt man später: »Wir haben die Wohnung aufgegeben.«

So mit 75 Jahren beginnt überall in unserem Bekanntenkreis das große Aufräumen. Zuerst heißt es bei vielen Dingen: »Das wollen die Kinder haben.« Doch das ist oft nur der Wunsch der Eltern. Später heißt es: »Die Kinder haben heute einen ganz anderen Geschmack!«

Es wird wohl so sein, daß für die Kinder nur das interessant ist, was sich gut verkaufen läßt, da die meisten bereits eine eigene, voll eingerichtete Wohnung haben. Vor ein paar Monaten kam ein großer Umschlag von meiner Freundin mit Fotos! Die hatten wir natürlich alle zum Teil schon vernichtet. Sie räumte auch gerade auf und trennte sich von einem Dutzend Handtaschen!

Zwar ist jeder Tag unwiederbringlich vorbei, alle hoffen, noch Jahre vor sich zu haben – doch den Ernstfall sollte man doch durchsprechen. Das Testament muß in Ordnung sein – oder sollte es nochmals geändert werden? Beim Notar oder Nachlaßgericht können Sie es für wenig Geld hinterlegen.

Ein plötzlicher Todesfall kann die Familie ganz schön in Bedrängnis bringen. Bankvollmachten klären, genau schriftlich festlegen, wer was bekommen soll.

Dann muß jeder wissen, welche Versicherungen laufen und wo die Urkunden dazu sind. Solche Gespräche schiebt man immer hinaus.
Wenn ich etwas Unangenehmes vor mir habe, frage ich mich: Wie lange dauert das? Meistens ist es so eine kurze Zeit, daß ich mich doch dranmache, immer mit dem Gedanken: Das Unangenehme zuerst.
Das wird vielleicht auch Sie dazu bewegen, Ihr Haus zu bestellen.

23 Zuletzt bleibt die Wohnung

Die Feriengrüße aus aller Welt sind merklich weniger geworden. Florida, China, Kapstadt, Los Angeles: das war einmal. Jetzt sind allenfalls die Kanarischen Inseln dran, Marbella, Djerba oder eben Mallorca.

Mein Onkel ist bestimmt jahrzehntelang im Winter viele Wochen auf Mallorca gewesen. Immer im Appartement, weil meine Tante ihm das kochte, was er gerne aß. Es ist ihm blendend bekommen, die Fotos, die wir bekamen, zeigten es, und er ist auch sehr alt geworden. Schade, daß es jetzt auch meiner Tante zuviel wird, die Winterwochen dort zu verbringen. Inzwischen ist sie 87 Jahre alt.

»Weißt du«, sagte sie letztens am Telefon, »das Packen und Kofferschleppen ist nichts mehr für mich. Ich habe eine so bequeme Wohnung, habe alles in der Nähe, da bin ich lieber zu Hause.«

Das muß man akzeptieren. »Einen alten Baum verpflanzt man nicht«, war das Argument einer anderen älteren Verwandten in Berlin, die nicht aus ihrer Wohnung zu bekommen war, obwohl sie wußte, das wird im Alter nicht gutgehen.

Ich habe sie mal besucht; es war ein schönes Haus, mit Kokosläufern und Messingstangen auf den Treppen, Hausmeister, bunten Fenstern im Flur, weiter Blick vom Balkon ins Grüne - nur kein Fahrstuhl! Das war das Problem, gerade bei den Wohnungen mit dem schönen Blick. Zum Glück wohnte ihre wesentlich jüngere Schwägerin bei ihr, die sie bis zuletzt versorgte.
In solch einer Wohnung ist man ein Gefangener in seinen eigenen vier Wänden, und ich kann es nicht oft genug sagen, daß jeder vorher die Weichen fürs Alter stellen muß und noch umzieht, so lange die Kräfte dafür reichen!
Auch der Mann einer Freundin lebte jahrelang nur in seiner Wohnung, ohne nochmals einen Fuß auf die Straße setzen zu können. Anfangs halfen Freunde ihm bei den Treppen, und er wurde im Auto noch herumgefahren, damit er mal etwas anderes sah; später ging das auch nicht mehr.
Eine sehr alte Nachbarin sträubte sich mit Händen und Füßen (allerdings nur bildlich), ihre Wohnung zu verlassen, weil sie an ihren vielen Büchern hing und an ihrer Selbständigkeit. Mitbewohner halfen rührend mit dem Essenkochen und dem Einkaufen; doch das ging nicht auf die Dauer. Sie ist natürlich unglücklich in einem Stift, obwohl sie weiß, es ging absolut nicht anders.
Welche Lehren können wir daraus ziehen? Vielleicht sich gedanklich vorher etwas mehr darauf ein-

zustellen? Wir wollen ja alle alt werden – aber alt sein?
Auch der Schwager einer Schulfreundin war lange leidend. Rein ins Krankenhaus, wieder raus. Seine Frau pflegte ihn mit größter Geduld, und er war dankbar und geduldig; aber werden wir das mal sein? Das Altwerden ist oft nur ein Nachlassen der Kräfte, ohne daß derjenige krank zu sein braucht.
Das sehe ich in nächster Nähe. Wenn ich mal einen Besuch mache, sage ich: »Na, mein kleines Häschen, wie geht es Ihnen heute?« Dann lachen wir beide. Ich sage, daß sie ein bißchen besser aussieht, ihre Augen leuchten wirklich heller, und sie drückt meine Hände voller Dankbarkeit. Wir haben einen besonderen Draht zueinander, und sie war es, die gleich beim ersten Kennenlernen, so vor zweieinhalb Jahren, meine Hände drückte und so lieb war.
Viele ältere Menschen müssen sehr leiden; da kann man nur den Arzt bitten, Schmerzmittel zu geben. Die Angehörigen machen da schon etwas mit! Keiner weiß zum Glück, was jedem noch bevorsteht.
Um das Schwächerwerden so lange wie möglich hinauszuschieben, sollten Sie Geriatrica ausprobieren, mit dem Arzt besprechen, was am besten hilft, und sich bewegen, soweit das noch möglich ist.
Die neue Pflegeversicherung ist eine große Hilfe für alle, die bettlägerig sind, und für die Angehörigen dazu!

Die Seiten haben sich gefüllt, und so langsam klingt das Buch aus.
Zu meinen wenigen geretteten Dingen aus Ostpreußen gehört ein inzwischen ganz vergilbtes blaues Oktavheftchen, das ich mir als Vokabelheft gekauft hatte, es dann aber für »Sprüche und Verse« benutzte.
1942 habe ich es angelegt und außer kernigen Sätzen doch vieles zusammengetragen, was mir heute noch sehr gefällt. Zum Abschluß dieses Kapitels habe ich für Sie folgende Zeilen von Jean Paul herausgesucht. Jean Paul Friedrich Richter lebte von 1763 bis 1825, studierte Theologie und war als Hauslehrer tätig. Seine Wohnorte waren Weimar und Bayreuth. Er sagte:
»Das Leben gleicht einem Buche: Toren durchblättern es flüchtig; der Weise liest es mit Bedacht, weil er weiß, daß er es nur einmal lesen kann.«

24 Wenn man dann alleine ist

»Und wenn du noch so gut vorbereitet bist – es ist nachher alles ganz anders«, sagte mir eine Freundin, nachdem sie Witwe geworden war.

Wie weit kann man sich darauf vorbereiten? Wenn ich so herumhöre, haben meine Freunde die Tage genossen – eben »carpe diem« – wenn beide noch zusammenleben konnten. Nach vorne zu blicken ist sowieso besser.

Das erste Weihnachtsfest danach war für alle schwer. Meine Luxemburger Freundin machte mit ihren erwachsenen Kindern eine große Reise und war für ein paar Wochen abgelenkt. Die meisten lassen alles in der Wohnung so, wie es war, nur wenige ziehen um, räumen um und wollen nicht bei jedem Stück schmerzlich an ihren Mann erinnert werden. Man kann nur allen starke Nerven wünschen, eine Beschäftigung, eine Abwechslung oder Ablenkung. Verwandte, Freunde und Bekannte melden sich regelmäßig, doch nicht alle wollen jedesmal über den Verlust sprechen.

Meine Mutter sagte immer: »Bloß nicht, daß der Vati mal übrigbleibt«, was auch nicht geschah. Ein

Nachbar, inzwischen 88 Jahre alt, verlor seine etwas jüngere Frau vor ein paar Jahren und kommt auch nicht über den Verlust hinweg. Er lebt jetzt in einem Seniorenheim.
Manche Frauen können die Firma ihres Mannes übernehmen oder sich für die Weiterführung seiner Arbeit einsetzen, wie Einzi Stolz für Robert Stolz und Vera Kálmán für Emmerich Kálmán.
Wer besonders unter dem Verlust seiner Frau gelitten hat, war Prinz Louis Ferdinand von Preußen. Während der Kriegsjahre von 1941 bis 1945 wohnte er mit seiner Familie auf dem Gut des Kaisers in Cadinen am Frischen Haff, und wir Elbinger lebten in dieser Zeit ein bißchen mit dem Prinzen mit.
Die Geburtsanzeigen von Prinzessin Marie-Cécile 1942 und Prinzessin Kira 1943 standen in unserer Zeitung. Prinz Louis Ferdinand ging bei meiner Friseuse zur Maniküre, unser Arzt, der Kölner Dr. Joost, war der Leibarzt in Cadinen.
»Er rettete unserem Mikie (Michael) das Leben, als er eine Hirnhautentzündung hatte«, erzählte mir der Prinz bei meinem Interview in seinem Haus »Monbijou« in Berlin-Halensee. Drei Monate dauerte es, bis ich ihm nachmittags beim Tee gegenübersaß. Am Telefon meinte er noch: »Es ist doch schon alles gesagt, ich weiß gar nicht, was Sie mich noch fragen wollen.«
Aber als ich ihm erzählte, daß wir uns schon mal auf der Fahrt von Tolkemit nach Kahlberg auf dem Mo-

torschiff »Tolkemit« gegenübergesessen haben, hörte er doch gespannt zu.

Meine Mutter stieß mich an. »Weißt du, wer neben uns sitzt? Prinz Louis Ferdinand mit seiner Mutter, der Kronprinzessin Cecilie und seiner Frau Kira.«

Die Kronprinzessin saß, den Arm aufgestützt, die kastanienbraunen Haare hochgesteckt, wie die Iphigenie auf dem Bild von Anselm Feuerbach, und blickte aufs Haff. Mir gegenüber der Prinz, sehr schmal, im eleganten dunkelblauen Tuchmantel – und, was sah ich? Kaiserlicher Hoheit fehlte ein Mantelknopf! Die Fäden hingen noch, also mußte das Malheur gerade passiert sein.

»Aber nein, das ist ja unerhört«, amüsierte sich lachend der Prinz über meine Schilderung. An diesem Nachmittag sah ich ihn mit seiner Frau, der Großfürstin Kira von Rußland, seiner Cousine zweiten Grades und Nichte des letzten Zaren, Nikolaus II. von Rußland, barfuß am Ostseestrand entlangschlendern, die hellen Sandaletten seiner Frau in der Hand.

»Meine Frau ging wahnsinnig gerne barfuß. Eigentlich lief sie immer, auch in Cadinen, barfuß rum, sie war unglaublich naturverbunden«, erzählte er spontan.

An die geräucherten Aale und Flundern, die es auf der Nehrung gab, erinnerte er sich genau. »Und an Stobbe's Eck, wo ich auf die Haffuferbahn nach Cadinen wartete, mit dem Haffkirsch, diesem

schweren, süßen Kirschlikör aus den Haffkirschen«, schmunzelte der Prinz.
Er wußte nicht, daß unser Oberlyzeum nach seiner Großmutter, der Kaiserin Auguste-Viktoria, benannt war, die jedes Jahr oft monatelang in Cadinen lebte. Der Kaiser liebte auf der schmalen Nehrung besonders den Blick vom Leuchtturm über Haff und Ostsee.
Über das zugefrorene Haff ist Prinz Louis Ferdinand am 25. Januar 1945 mit dem 75jährigen Bäcker Ligowski auf Pferdeschlitten nach Danzig geflohen.
»Noch ein Schlückchen Tee?« fragte der Prinz aufmerksam, gießt Tee nach und bietet Gebäck an.
War sein um ein Jahr älterer Bruder Wilhelm ein Rivale für ihn? »Es war so eine Art von biblischer Eifersucht«, gab er zu. »Ich war regelrecht auf ihn eifersüchtig, daß er eben der zukünftige Kaiser sein würde. Wir haben uns als Kinder wahnsinnig geprügelt. Dann ließ ich die Posten raustreten zum Präsentieren, so oft ich vorbeikam. Da hat mein Papa mir tüchtig den Hintern vollgehauen!« Statt erblicher Privilegien – persönliche Leistung, hieß es bei Kaisers.
Mit 19 Jahren reiste er der französischen Schauspielerin Lily Damita nach Amerika nach, arbeitete bei Henry Ford für fünf Dollar am Tag; doch der Kaiser schaffte es, seinen Enkel in gutbürgerliche Bahnen zu bringen.
»Und zu Weihnachten 1937 verlobte ich mich, plötz-

lich und unerwartet, mit der Großfürstin Kira von Rußland«, erzählte er mir mit leicht belegter Stimme. »Dreimal war Hochzeit, mit derselben Frau«, ging es weiter. »In Berlin am 2. Mai 1938, standesamtlich und russisch-orthodox, zwei Tage später beim Kaiser im Exil in Doorn evangelisch.«
Der Prinz zeigte mir sein Arbeitszimmer, dann gingen wir zur Terrasse hoch über dem Halensee. Trotz Blumen im Haus fand ich, daß die liebevolle Hand der Hausfrau etwas fehlte. Er trug beide Eheringe und einen dunklen Saphir. »Das ist der Verlobungsring, den meine Frau mir geschenkt hat; sie hat ihn in Frankreich machen lassen.«
Prinz Louis Ferdinand ist seit 1967 Witwer. »Wenn man so glücklich verheiratet war wie wir, 29 Jahre, dann ist das eine totale Amputation, anders kann ich das nicht beschreiben. Die eine Hälfte stirbt ab – geht weg.«
Auch er lebt leider nicht mehr.

Nachwort

Ganz erstaunt war ich selbst, daß ich diese 24 Themen in zwei Monaten – nur nachmittags – geschrieben habe. Sie lagen bei mir parat, mußten nur abgerufen werden.
Noch etwas kam hinzu: Vor fünf Jahren habe ich mal sehr viel Ungerechtigkeit erfahren, der ich ohnmächtig gegenüberstand, wo ich mich nicht wehren konnte. Wie kann man jemand so weh tun, dachte ich und quälte mich lange, lange Zeit nachts damit, ohne etwas tun zu können, obwohl mir in mehreren Briefen von anderen diese Ungerechtigkeit bestätigt wurde. Nur ein Satz hat mich hochgehalten: Wenn es eine Gerechtigkeit in der Welt gibt, dann wird mir noch mal eine Chance gegeben! Und die Chance ist dieses Buch!
Sie wissen inzwischen, daß ich auch so ein Frosch auf der Butter bin – eben immer strampeln, und ich wünsche mir sehr, daß ich durch meine Beispiele aus den vielen Interviews Ihnen zeigen konnte, daß es alle Menschen treffen kann, was Freude, Schmerz, Liebe oder Kummer angeht, egal, aus welchen Bevölkerungsschichten sie stammen.

Sie haben nun über viele Seiten von Begebenheiten und Schicksalen gelesen. Ein paar Anregungen und Tips waren ebenfalls dabei, und unterhaltend sollte das Buch ja auch sein.
Es ist nicht schwer festzustellen, daß ich ein Mensch der Praxis bin; deshalb habe ich Ihnen meine Erlebnisse mit Freunden und Bekannten genauso geschildert, wie sie passiert sind – nur Namen und Orte wurden manchmal geändert. Alles wiederholt sich!
Sie werden dieses oder jenes in Ihrem Lebenskreis wiedererkennen; vielleicht noch in einer anderen Schattierung. Und – achten Sie auf Fairneß! Nur auf dieser Basis, mit Toleranz und etwas Großzügigkeit, läßt sich eine Bekanntschaft, eine Freundschaft auf die Dauer erhalten.
Eine Freundin, die schon lange alleine lebt, sagt mir immer: »Du mußt Abstriche machen, denn eine Freundschaft bekommst du nicht so wie du sie haben möchtest.«
Der Bogen ist nun beim letzten Kapitel unten angelangt. Das ist kein Grund, um bedrückt zu sein. Legen Sie das Buch zur Seite, und, wenn Ihnen danach ist, lesen Sie das eine oder andere Kapitel noch einmal.